中国康复医学会"康复医学指南"丛书

浓缩血小板再生康复应用指南

主　编　程　飚　袁　霆

副主编　刘宏伟　何红晨　刘　凯　陈敏亮

顾　问　付小兵　张长青

人民卫生出版社
·北　京·

版权所有，侵权必究！

图书在版编目（CIP）数据

浓缩血小板再生康复应用指南 / 程飚，袁霆主编. —北京：人民卫生出版社，2020.11 （2022.11重印）

ISBN 978-7-117-30651-5

Ⅰ. ①浓… Ⅱ. ①程… ②袁… Ⅲ. ①血小板 - 再生 - 应用 - 医学康复 - 指南 Ⅳ. ①R493-62

中国版本图书馆 CIP 数据核字（2020）第 196716 号

人卫智网	www.ipmph.com	医学教育、学术、考试、健康，购书智慧智能综合服务平台
人卫官网	www.pmph.com	人卫官方资讯发布平台

浓缩血小板再生康复应用指南
Nongsuo Xuexiaoban Zaisheng Kangfu Yingyong Zhinan

主　　编：程飚　袁霆
出版发行：人民卫生出版社（中继线 010-59780011）
地　　址：北京市朝阳区潘家园南里 19 号
邮　　编：100021
E - mail：pmph @ pmph.com
购书热线：010-59787592　010-59787584　010-65264830
印　　刷：三河市宏达印刷有限公司（胜利）
经　　销：新华书店
开　　本：787×1092　1/16　印张：7
字　　数：175 千字
版　　次：2020 年 11 月第 1 版
印　　次：2022 年 11 月第 2 次印刷
标准书号：ISBN 978-7-117-30651-5
定　　价：55.00 元

打击盗版举报电话：010-59787491　E-mail：WQ @ pmph.com
质量问题联系电话：010-59787234　E-mail：zhiliang @ pmph.com

编者（按姓氏笔画排序）

卫愉轩（中国医学科学院肿瘤医院深圳医院）

王　谦（四川大学华西医院）

王之发（中国人民解放军南部战区总医院）

史春梦（陆军军医大学）

邢　丹（北京大学人民医院）

向小娜（四川大学华西医院）

刘　岩（四川大学华西医院）

刘　凯（上海交通大学医学院附属第九人民医院）

刘宏伟（暨南大学附属第一医院）

许　卓（吉林大学中日联谊医院）

李　明（宁波市第六医院）

李永林（郑州市第一人民医院）

杨　域（中国人民解放军南部战区总医院）

杨星光（上海交通大学附属第六人民医院）

杨旅军（汕头大学医学院第二附属医院）

杨润功（中国人民解放军总医院第四医学中心）

何红晨（四川大学华西医院）

余楠生（广州医科大学附属第一医院）

张长青（上海交通大学附属第六人民医院）

陈敏亮（中国人民解放军总医院第四医学中心）

陈彩虹（中国人民解放军南部战区总医院）

赵　鸿（华中科技大学同济医学院附属同济医院）

姚泽欣（中国人民解放军南部战区总医院）

袁　霆（上海交通大学附属第六人民医院）

涂小林（重庆医科大学生命科学研究院）

崔　晓（广东省中医院）

程　飚（中国人民解放军南部战区总医院）

谢　珊（暨南大学附属第一医院）

谢雪涛（上海交通大学附属第六人民医院）

廖　选（暨南大学附属第一医院）

樊　星（空军军医大学第一附属医院）

魏世坤（中国人民解放军南部战区总医院）

编写秘书

魏世坤（中国人民解放军南部战区总医院）

陈彩虹（中国人民解放军南部战区总医院）

姚泽欣（中国人民解放军南部战区总医院）

中国康复医学会"康复医学指南"丛书

序言

受国家卫生健康委员会委托,中国康复医学会组织编写了"康复医学指南"丛书(以下简称"指南")。

康复医学是卫生健康工作的重要组成部分,在维护人民群众健康工作中发挥着重要作用。康复医学以改善患者功能、提高生活质量、重塑生命尊严、覆盖生命全周期健康服务、体现社会公平为核心宗旨,康复医学水平直接体现了一个国家的民生事业发展水平和社会文明发达程度。国家高度重视康复医学工作,近年来相继制定出台了一系列政策文件,大大推动了我国康复医学工作发展,目前我国康复医学工作呈现出一派欣欣向荣的局面。康复医学快速发展迫切需要出台一套与工作相适应的"指南",为康复行业发展提供工作规范,为专业人员提供技术指导,为人民群众提供健康康复参考。

"指南"编写原则为,遵循大健康大康复理念,以服务人民群众健康为目的,以满足广大康复医学工作者需求为指向,以康复医学科技创新为主线,以康复医学技术方法为重点,以康复医学服务规范为准则,以康复循证医学为依据,坚持中西结合并重,既体现当今现代康复医学发展水平,又体现中国传统技术特色,是一套适合中国康复医学工作国情的"康复医学指南"丛书。

"指南"具有如下特点:一是科学性,以循证医学为依据,推荐内容均为公认的国内外最权威发展成果;二是先进性,全面系统检索文献,书中内容力求展现国内外最新研究进展;三是指导性,书中内容既有基础理论,又有技术方法,更有各位作者多年的实践经验和辩证思考;四是中西结合,推荐国外先进成果的同时,大量介绍国内开展且证明有效的治疗技术和方案,并吸纳中医传统康复技术和方法;五是涵盖全面,丛书内容涵盖康复医学各专科、各领域,首批计划推出66部指南,后续将继续推出,全面覆盖康复医学各方面工作。

"指南"丛书编写工作举学会全体之力。中国康复医学会设总编写委员会负总责,各专业委员会设专科编写委员会,各专业委员会主任委员为各专科指南主编,全面负责本专科指南编写工作。参与编写的作者均为我国当今康复医学领域的高水平专家、学者,作者数量达千余人之多。"指南"是全体参与编写的各位同仁辛勤劳动的成果。

"指南"的编写和出版是中国康复医学会各位同仁为广大康复界同道、

为人民群众健康奉献出的一份厚礼,我们真诚希望本书能够为大家提供工作中的实用指导和有益参考。由于"指南"涉及面广,信息量大,加之编撰时间较紧,书中的疏漏和不当之处在所难免,期望各位同仁积极参与探讨,敬请广大读者批评指正,以便再版时修正完善。

衷心感谢国家卫生健康委员会对中国康复医学会的高度信任并赋予如此重要任务,衷心感谢参与编写工作的各位专家、同仁的辛勤劳动和无私奉献,衷心感谢人民卫生出版社对于"指南"出版的高度重视和大力支持,衷心感谢广大读者对于"指南"的关心和厚爱!

百舸争流,奋楫者先。我们将与各位同道一起继续奋楫前行!

中国康复医学会会长

方国恩

2020 年 8 月 28 日

7

中国康复医学会"康复医学指南"丛书

目录

30. 精神疾病康复指南	主编	贾福军		
31. 生殖健康指南	主编	匡延平		
32. 产后康复指南	主编	邹 燕		
33. 疼痛康复指南	主编	毕 胜		
34. 手功能康复指南	主编	贾 杰		
35. 视觉康复指南	主编	卢 奕		
36. 眩晕康复指南	主编	刘 博		
37. 听力康复指南	主编	周慧芳		
38. 言语康复指南	主编	陈仁吉		
39. 吞咽障碍康复指南	主编	窦祖林		
40. 康复评定技术指南	主编	恽晓萍		
41. 康复电诊断指南	主编	郭铁成		
42. 康复影像学指南	主编	王振常		
43. 康复治疗指南	主编	燕铁斌	陈文华	
44. 物理治疗指南	主编	王于领	王雪强	
45. 运动疗法指南	主编	许光旭		
46. 作业治疗指南	主编	闫彦宁	李奎成	
47. 水治疗康复指南	主编	王 俊		
48. 神经调控康复指南	主编	单春雷		
49. 高压氧康复指南	主编	潘树义		
50. 浓缩血小板再生康复应用指南	主编	程 飚	袁 霆	
51. 推拿技术康复指南	主编	赵 焰		
52. 针灸康复技术指南	主编	高希言		
53. 康复器械临床应用指南	主编	喻洪流		
54. 假肢与矫形器临床应用指南	主编	武继祥		
55. 社区康复指南	主编	余 茜		
56. 居家康复指南	主编	黄东锋		
57. 心理康复指南	主编	朱 霞		
58. 体育保健康复指南	主编	赵 斌		
59. 疗养康复指南	主编	单守勤	于善良	
60. 医养结合康复指南	主编	陈作兵		
61. 营养食疗康复指南	主编	蔡美琴		
62. 中西医结合康复指南	主编	陈立典	陶 静	
63. 康复护理指南	主编	郑彩娥	李秀云	
64. 康复机构管理指南	主编	席家宁	周明成	
65. 康复医学教育指南	主编	敖丽娟	陈健尔	黄国志
66. 康复质量控制工作指南	主编	周谋望		

序

platelet rich plasma（PRP），中文翻译为富血小板血浆、浓缩血小板血浆等，是近年来在生物医学领域研究比较多，并开始逐步应用于多个领域的一大类富含浓缩血小板的生物血浆制品，如浓缩血小板、血小板凝胶、浓缩血小板生长因子血浆等。PRP 中包含的成分有血浆、红细胞和白细胞等，特别是浓缩血小板中血小板计数高出正常人血小板计数的 3~5 倍。尽管如此，真正发挥组织修复与再生等作用的还是这个复杂成分里包含的各种细胞（生长）因子和纤维连接蛋白等。自从早期被 Ferrari 等用于心脏手术以来，PRP 已经在多个医学领域，包括口腔颌面外科、骨科、眼科、烧伤、整形及创面治疗等得到应用，近年来更是在组织再生领域展现出特有的潜能，获得广大学者的关注。

20 世纪 80 年代末 90 年代初，我在研究生长因子与创伤修复和组织再生时就注意到，研发生长因子新药，需要将生长因子纯化，进行结构和功能关系解析，而在临床治疗性应用时，包含多种生长因子的制品可能治疗效果更好。PRP 和目前临床上多种生长因子的组合性应用应该是证明了这一点，因为对各种损伤治疗而言，多种因子的组合性应用，可能对多种组织在损伤部位的同步修复与再生起到一定的作用，值得大家关注。

程飚教授是中青年创伤和组织修复与再生领域的突出代表，不仅临床技艺突出，而且善于思考，科学研究方面也有上佳表现。他敏锐地认识到在 PRP 开始广泛应用的过程中，如何让广大医护工作者全面了解 PRP 的发展历史、如何规范使用 PRP，以及如何在使用 PRP 时获得最佳效果，这是一个临床医生和科技工作者应尽的义务，同时也是一种责任，最终目的是造福于广大患者。在此思想指导下，他组织业内专家，编写了这本《浓缩血小板再生康复应用指南》，其目的和意义十分明确，值得肯定。

当然，科学技术的发展日新月异，浓缩血小板的基础研究与临床应用也在不断发展与完善。因此，这部专著目前还有许多需要进一步完善的地方，比如浓缩血小板长期应用效果的评估，在基层如何规范应用于每一种疾病的治疗，如何防止过度使用甚至滥用等，都需要在将来的修订中进一步完善和提高。

    程飚教授在 2019 年初就告诉我要撰写这本专著，并希望我撰写序言。现在这本包含一批中青年学者辛勤劳动的专著终于完成了，在祝贺的同时，也写上几句希望的话，作为序言。

中国工程院院士

中国生物材料学会前任理事长

中华医学会组织修复与再生分会主任委员

2020 年 1 月 20 日

前言

标准化一直是细胞治疗，乃至生物治疗的关键。浓缩血小板治疗是20世纪70年代以后逐渐被应用于临床修复的技术，随着人们对血小板功能认识的逐渐深入，其正在被越来越多地用于一些传统治疗难以改善的疾患中，且获得医生与患者的认可。

细胞治疗越来越多地应用于临床疾病，并取得了令人意想不到的结果，导致一些医疗机构恶意炒作，肆意夸大血小板治疗的效果，或者借用"干细胞"等概念混淆视听，造成人们对血小板治疗技术的误解，甚至怀疑。为响应中国康复医学会组织各专业委员会撰写指南的工作，再生医学与康复专业委员会选择浓缩血小板的专题，就是希望通过本书将国内外有关浓缩血小板临床应用的情况予以总结，让大家全方位了解浓缩血小板的全貌。伴随其他生物治疗（包括细胞治疗）的不断成熟，循证医学证据的不断完善，我们会在今后不断修订与完善浓缩血小板治疗在组织修复与再生中的应用。同时，会组织修复与再生的专家将更多生物治疗技术总结汇集成册，以飨读者。

本书将从浓缩血小板的发展历史、定义演变、制备、操作流程、人员培训，特别是在应用较为成熟的骨、关节，以及皮肤软组织创伤修复领域进行较深入的总结分析，对肌腱、韧带、神经、整形美容外科（涉及面部年轻化、毛发生长等）进行到目前为止的情况归纳，也对将可能用于重要突破的不孕症等疑难病症的治疗与康复进行展望。

由于细胞治疗是一个新兴的治疗手段，在治疗应用上还有许多政策法规需要完善。目前国家批准的浓缩血小板制备套盒中的适应证并不包括关节注射、肌腱损伤修复、面部年轻化等，如同世界范围内很多国家一样，这项治疗对这些方面具有很好的疗效，获得医患双方的认可。应强调这项治疗需遵从相关政策法规，在具备资质的医院有序、有条件开展。我们这本书不涉及对相关法规的解读，仅从已发表临床文章的科学性告知医生、治疗师和所有读者应该注意的操作事项和目前循证医学的数据，让浓缩血小板的治疗合规、有序、健康发展。

本书是临床专业，包括矫形外科、整形美容外科、康复理疗科、口腔颌面外科、皮肤科医生较好的参考工具书。

在编写过程中，以中国康复医学会再生医学与康复专业委员会主任委员程飚牵头，以本专业委员会骨干为主，吸收国内从事浓缩血小板治疗相关研究出色的专家，历经一年多的时间编写完成。编写期间从启动会、中期推进会和交叉审稿，一步步扎实推进。但由于编写过程中的时间局限，我们只收集到 2019 年较早时期发表的文献，不免会遗漏新近发表的文章，希望读者能予谅解。好在这将是一项持续长久的工作，我们会在今后的工作中持续收集资料、不断更新，并不断把循证证据强的文章补充进来，使这个指南更加具有指导意义，以飨读者。

感谢在整个书稿推进过程中的每一位贡献者。

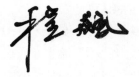

中国康复医学会再生医学与康复专业委员会主任委员
中国医师协会创伤外科医师分会副会长
中华医学会组织修复与再生分会常务委员
初稿完成于 2019 年国庆长假
修订于 2020 年 1 月 5 日

目录

第一章 浓缩血小板血浆治疗技术简介

第一节 浓缩血小板血浆在临床治疗中的应用

血小板最早在 19 世纪被 Bizzozero 发现,随后 Wright 证实,血小板的前体是巨核细胞(megakaryocytes)。作为从骨髓巨核细胞中衍生的无核细胞片段,血小板形态多样,大小不一,易于黏附、聚集和受损,被激活后脱颗粒释放特殊的活性成分。这些成分不仅在凝血、血块收缩中发挥作用。同时,它们具有维护血管壁完整性、收缩血管、改变血管通透性的作用;甚至吞噬病毒、细菌和其他颗粒;释放细胞因子、趋化因子和生长因子参与组织的修复与再生。总之,血小板启动和调节组织修复的基本反应,特别是其浓缩后表现出的生物学特性使其成为干预组织损伤后修复或再生的潜在生物靶点。

富血小板血浆(platelet rich plasma, PRP)即浓缩血小板血浆,浓缩血小板中血小板计数高出正常人血小板计数的 3~5 倍。PRP 中包含的可见成分为血浆、红细胞和白细胞。通常认为,浓缩血小板至少是正常基线水平的 3 倍,也有学者认为要达 5 倍才是"浓缩血小板"(platelet rich)。浓缩血小板相关制品包括富血小板血浆、富血小板纤维蛋白原(platelet- rich plasma fibrin, PRF)、浓缩生长因子血浆(preparation rich in growth factors, PRGF)、浓缩生长因子(concentrate growth factor, CGF)和血小板裂解液。无论如何命名,都离不开两个实质性的概念:血小板和浓缩(即富)。所以虽然富血小板血浆一词更广泛被认可,但从发展的角度看,浓缩血小板及相关衍生物可能更符合未来标准化应用及推广的需求。本书在撰写过程中,有时会将浓缩血小板和富血小板血浆两词混用,这主要是考虑发表文章时作者写作的习惯,并不排斥使用浓缩血小板。1975 年,Oon 和 Hobbs 第一次发现浓缩血小板血浆(PRP),自从其被报道后,Ferrari 等首次应用于心脏手术。自此之后,PRP 被运用于很多医学领域,浓缩血小板在软、硬组织的对照性动物实验中均显示有效。涉及包括颌面外科、骨外科、整形外科等多个组织的修复重建。近年来更是在组织再生领域展现出特有的能力,获得广大学者的关注。

自体 PRP 在各类创伤修复,如口腔颌面外科、骨科、眼科、烧伤、整形及慢性溃疡等的疗效已获得了国内外学者从实验到临床的证实和充分肯定,PRP 可以提高止血效果、缩短手术时间、减轻术后肿胀、促进伤口愈合,对创伤修复和组织重建等具有重要价值。1997 年,Whitman 等率先将自体的富血小板凝胶(platelet-rich gel, PRG)应用于口腔临床研究,并获得了良好效果。Hom 等用激光在 8 个健康志愿者双侧大腿上做了直径为 4mm 的全层皮肤缺损创口,其中一侧给予自体血小板凝胶 PG(platelet gel, PG)治疗,另一侧使用普通抗生素软膏,经过 42 天的观察,发现前者的愈合效果明显优于后者,自体 PG 能有效促进健康人的全层皮肤愈合。整形外科专家 Brown 等发现应用自体 PG 作为密封剂可以在皱纹切除术后 24 小时减少引流物;而在心脏外科的临床研究中发现,自体 PG 最显著的疗效是减少胸腔感染的发病率,减少引流物。Vang 等发现在冠状动脉搭桥术中使用自体 PG,能减轻患者术后疼痛、出血和肿胀。在骨伤修复方面,Michael 等在全膝关节成形术中把自体 PG 涂布于暴露组织、注入滑膜和闭合创口，术后一直坚持应用于创口，发挥了更好的止血效果，加速了组织修复、缩短了住院时间，关节活动更灵活。国内冉兴无研究组 2008 年报道了使用自体 PRP 治疗难治性皮肤溃疡患者 142 例，证实了应用自体 PRP 治疗的有效性。饶忠等的研究结果表明采用自体 PRP 对重度烧伤创面的治疗效果优于常规治疗方法。张宇等的研究证实自体 PRP 具有促进口腔种植骨缺损区骨组织再生的作用。

浓缩血小板制品在促进组织修复方面有着独特的效果和优势，随着研究的不断深入及在临床上的不断拓展性应用，其为组织修复与再生展现出广阔的应用前景。但这项技术至今还存在一些不足，尚有诸多机制有待探究。包括一些新的、尚未发现的细胞因子、生长因子和 miRNA 等；以及它们协同或相互促进发挥作用的机制；不同形式浓缩血小板的最佳作用疾病模式，参与修复的最佳时期等。

同绝大多数新型生物制剂一样，浓缩血小板制品的基础实验及临床应用仍有很多未知，标准化是今后长期探索的重点。伴随科学实验、临床试验、循证医学等的不断完善，将可能对浓缩血小板制品治疗技术的效果有极大的保证并持续提高，使之不断走向成熟并得到一致认可。

再生医学的三大支柱(组织工程、干细胞和活性因子)中，浓缩血小板可以说是一个单独或协同形成生物支架、具有分泌样细胞功能，又是一个多重启动因子的活性产物。因此，浓缩血小板必将在再生医学领域发挥出举足轻重、不可替代的作用。

(李永林　程　飚)

第二节　浓缩血小板血浆治疗临床实践指南

一、制定背景

制定临床实践指南是帮助临床医生以及患者进行临床决策的最佳工具，能规范、合理、高效地诊治疾病，从而更加有效地指导临床实践。目前，在多个诊治领域有多部指南发布，其中对浓缩血小板相关制品(以浓缩血小板血浆 PRP 为主)治疗各类疾病进行相关详细推荐或描述的较少。甚至目前国内仅有个别领域形成了专家共识，尚无浓缩血小板治疗多种疾患的相关指南发表。对于浓缩血小板临床治疗产生的一些争议，其实主要在于对其制作方法、制作原理、有效成分、作用机制，以及不同疾病的病理过程认识不足。随着浓缩血小板制品(以 PRP 为主)治疗相关研究和应用逐渐增多，近年来产生了许多临床循证医学证据。为更好地规范浓缩血小板应用于临床治疗，中华康复医学会再生医学与康复专业委员会依据国内外制定指南的方法学和步骤，以当前的最佳证据，制定了《浓缩血小板再生康复应用指南》(下述简称《指南》)。

本《指南》涉及的干预措施即浓缩血小板制品需符合国家药品监督管理局Ⅲ类医疗器械管理的规定或国内外同等或更高级别的医疗器械管理条例。本《指南》中涉及的干预措施不特指某些(类)浓缩血小板制品，但干预措施的安全性基础须以当前法律或法规为前提，包括但不限于浓缩血小板的制备、生产、转运、应用等环节。

二、指南制定的实施步骤

1. 指南制定方法 本《指南》以临床实践指南构建方法学，符合美国医学科学院（Institution of Medicine，IOM）、指南研究与评价工具（Appraisal of Guidelines Research and Evaluation，AGREE）Ⅱ及世界卫生组织指南制定手册对于临床实践指南构建的概念与过程框架。

2. 指南发起单位 本《指南》由中国康复医学会再生医学与康复专业委员会发起并负责制定，由本领域的循证医学专家提供方法学和证据支持。

3. 指南使用者和目标应用人群

（1）指南终端使用者：矫形外科、整形外科医师、烧伤科医师、康复医师、康复理疗师、口腔颌面外科、普外科、创面治疗师等。

（2）指南目标人群：适用于浓缩血小板临床治疗与康复的各类患者。

4. 指南制定小组 本指南制定小组由多学科专家组成，包括：整形外科、康复外科、矫形外科、烧伤外科、循证医学科等。工作组进一步分为：指南指导委员会、指南制定小组以及指南秘书小组。

5. 利益冲突声明与处理 所有参与指南制定的成员均对本指南有关的任何利益关系进行了声明，并填写了利益声明表。利益冲突声明与处理可降低指南制定过程中因利益冲突所导致的偏倚风险，提高指南制定的客观、公平性。

6. 临床问题确定与遴选 指南主要的作用之一就是解决一线临床医生遇到的诊疗、操作规范、有效性等问题。因此，本指南工作组通过第 1 轮开放性问卷调查收集了 13 份问卷共计 81 个临床问题。对收集到的 81 个临床问题进行汇总去重后，最终得到 10 个临床问题。对上述 10 个临床问题进行第 2 轮问卷调查，拟对临床问题的重要性进行评估。每个临床问题的重要性分为 5 个等级，即非常重要、比较重要、一般重要、不太重要以及不确定。通过对每个重要性级别进行赋值和汇总，最终将 10 个临床问题进行了重要性排序。通过第 3 轮专家的面对面讨论，对 10 个临床问题再次解构和综合，最终确定纳入本指南。

7. 临床问题的解构与证据检索 针对纳入的临床问题，按照 PICO 原则（人群、干预措施、对照、结局指标）对临床问题进行解构。根据解构的临床问题进行证据检索：①检索数据库包括，中国知网、PubMed 以及 Cochrane Library；②检索研究类型包括，系统评价、荟萃分析、随机对照试验（randomized controlled trial，RCT）、队列研究、病例对照研究等；③检索时间为 2008 年 1 月 1 日至 2019 年 4 月 1 日。

8. 证据的评价 针对系统评价和荟萃分析使用系统评价的方法学质量评价工具（assessing methodological quality of systematic reviews，AMSTAR）进行方法学质量评价。针对 RCT 使用 Cochrane 风险偏倚评价工具进行评价。针对观察性研究使用纽卡斯尔 - 渥太华量表（Newcastle-Ottawa scale，NOS）对相应类型的研究进行方法学质量评价。使用推荐意见分级的评估、制定和评价（grading of recommendation assessment，development and evaluation，GRADE）方法对证据体的质量进行评价并对推荐意见进行分级。

9. 推荐意见的形成 指南制定小组按证据评价结果，初步形成推荐意见。先后经过一轮面对面讨论会、一轮共识会以及一轮终审会后，最终确定推荐意见的强度和推荐方向。

10. 指南的外审 本《指南》在发布前进行了同行评议，并对评审意见进行了回复和修改。

11. 指南的发布与更新　指南的全文优先在国内出版与核心期刊发表。同时,指南制定小组计划每3~5年根据新的循证医学证据进行指南更新。

12. 指南的传播、实施和评价　指南出版后,将通过学术会议或学习班等方式进行传播。具体的传播方式包括:①将在浓缩血小板(含PRP)专业会议或创面治疗相关学习班上传播;②指南的正文将以报纸、期刊、单行本、手册等形式出版传播;③本指南将以中、英文方式传播,并出现在学会相关网站;④通过互联网、手机应用程序(App)方式进行传播。针对指南的实施和评价,拟通过发布本指南相关解读文章进一步促进指南的实施;通过可基于卫生保健实践指南的报告条目(reporting items for practice guidelines in healthcare,RIGHT)和指南研究与评价(AGREE Ⅱ)对该指南的报告质量以及制定质量进行评价。

(程　飚　刘宏伟)

参 考 文 献

[1] Etulain J. Platelets in wound healing and regenerative medicine. Platelets, 2018, 29(6): 556-568.

[2] 程飚. 浓缩血小板产品在创伤外科应用中的问题与思考. 创伤外科杂志, 2018, 20(11): 801-805.

[3] 单桂秋, 程飚, 张雅妮, 等. 富血小板血浆正在成为临床治疗的新希望. 中国输血杂志, 2011, 24(4): 267-269.

[4] Kung J, Miller RR, Mackowiak PA. Failure of clinical practice guidelines to meet institute of medicine standards: two more decades of little, if any, progress. Arch Intern Med, 2012, 172(21): 1628-1633.

[5] Brouwers MC, Kerkvliet K, Spithoff K. The AGREE reporting checklist: a tool to improve reporting of clinical practice guidelines. BMJ, 2016, 352: i1152.

[6] Sinclair D, Isba R, Kredo T, et al. World health organization guideline development: an evaluation. PLoS One, 2013, 8(5): e63715.

[7] Shea BJ, Grimshaw JM, Wells GA, et al. Development of AMSTAR: a measurement tool to assess the methodological quality of systematic review. BMC Med Res Methodol, 2007, 7: 10.

[8] Higgins JP, Altman DG, Gotzsche PC, et al. The cochrane collaboration's tool for assessing risk of bias in randomised trials. BMJ, 2011, 343: d5928.

[9] Stang A. Critical evaluation of the newcastle-ottwawa scala for the assessment of the quality of nonrandomized studies in meta-analyes. Eur J Epidemiol, 2010, 25(9): 603-605.

[10] Atkins D, Eccles M, Flottorp S, et al. Systems for grading the quality of evidence and the strength of recommendations Ⅰ: critical appraisal of existing approaches the GRADE working group. BMC Health Serv Res, 2004, 4(1): 38.

第二章

浓缩血小板血浆的命名及分类

第一节 浓缩血小板血浆的命名

在输血医学中，血小板浓缩物最初用于治疗和预防由骨髓再生障碍、急性白血病或长时间手术严重失血引起的严重血小板减少引起的出血。浓缩血小板血浆（platelet rich plasma，PRP）这一概念最早见于 1957 年 BORN 发表的一篇文章中，PRP 是将静脉全血离心后获取的血小板浓缩物。输血用的标准血小板浓缩物被命名为浓缩血小板血浆（PRP），每单位含 500×10^9 个血小板。20 世纪 70 年代之前，血小板一直被认为只有凝血功能。一般认为 PRP 中血小板的有效浓度应大于 $1\,000 \times 10^9/L$，即全血含量的 4~7 倍。

1974 年，Ross 发现血小板激活后的上清液能够在体外促进猴动脉平滑肌细胞增殖。1978 年，Witte 发现血小板含有一种促进动脉平滑肌细胞（smooth muscle cell，SMC）生长的因子，并命名为血小板衍生生长因子（plateletderived growth factor，PDGF）。随后血小板中的生长因子相继被发现。1984 年，Assoion 等发现单独 PDGF 能够促进细胞有丝分裂但不能诱导细胞转化，他们经过实验证实血小板中至少含有三种生长因子：PDGF、转化生长因子 -β（transforming growth factor-β，TGF-β）和表皮生长因子（epidermal growth factor，EGF），它们相互作用可以诱导成纤维细胞转化。1989 年，Karey 等发现血小板中存在一种不被载体蛋白结合灭活的胰岛素样生长因子 -1（insulin-like growth factor-1，IGF-1），对组织损伤修复可能具有特殊意义。1993 年，Brunner 等证实碱性成纤维细胞生长因子（basic fibroblast growth factor，bFGF）存在于血小板中。1997 年，Möhle 等证实人巨核细胞以可诱导的方式产生和分泌血管内皮生长因子（vascular endothelial growth factor，VEGF），并通过活化的血小板递送至血管损伤部位启动血管生成。除了各种生长因子外，血小板内还含有凝血因子、黏附分子、细胞因子、趋化因子和整合素等分泌活性物质。血小板通过自分泌和旁分泌的自我激活过程，实现调节炎症反应、趋化性、关节血栓形成、凝血和促进细胞分化等功能。在血小板转移和破碎之前，这些活性物质被预先合成并填充到巨核细胞内的颗粒囊泡中。血小板里主要有三种颗粒囊泡：α 颗粒、溶酶体和致密体。生长因子等关键分子以发酵状态储存在 α 颗粒中，溶酶体含有蛋白水解酶和酸性水解酶，致密体含有一些血小板激动剂（腺苷二磷酸、血栓烷 A2 和血清素）。

过去很长一段时间，人们对浓缩血小板制品的术语一直存在争议。由于这些制品缺乏适当的标准化和定义，出现了各种各样的生物制剂和一批容易被错误地互换使用而混淆的术语。

1970 年 Matras 等首次描述了由浓缩纤维蛋白原（凝血酶和钙诱导的聚合物）组成的纤维蛋白胶。纤维蛋白胶是一种血液衍生制品，在控制缓慢和弥漫性出血、淋巴渗出、浆膜聚集和所有弥漫性实质出血方面有一定效果。由于肝炎的传播风险，自 1978 年以来，美国禁止了许多市场上销售的纤维蛋白胶。因此，试图研发自体纤维蛋白胶的研究逐渐增多，但鲜有成果。基于使用血小板浓缩物生长因子进行细胞治疗的新概念，使自体纤维蛋白胶的研发找到突破口。1993 年，Hood 等将自体全血离心后产生的凝胶与氯化钙和牛凝血酶混合，研究出一种含有高度浓缩血小板及其纤维素原的改良纤维素凝胶，即"浓缩血小板血浆凝胶"。1997 年，Whitman 等首次报道临床使用浓缩血小板血浆凝胶代替纤维蛋白胶促进组织愈合。2001 年，Choukroun 等进一步研制了不需要使用抗凝剂的浓缩血小板制品，即富血小板纤维蛋白（platelet-rich fibrin，PRF），完全来源于自身的材料避免了免疫排斥反应和过敏反应的可能。PRF 内含丰富浓缩的生长因子，可持续释放生长因子 1 周以上。PRF 具有良好的立体纤维蛋白空间结构，有效地促进细胞迁移和增殖，为种子细胞提供理想的细胞支架和适宜的生长环境，从而达到促进创伤愈合的作用。2006 年，Sacco 首次提出 PRF 的变种，即浓缩生长因子（concentrated growth factor，CGF），其中浓缩含纤维蛋白的凝块比 PRF 中大得多，而且更黏稠，纤维蛋白含量也更多，具有更高的抗张强度、更多的生长因子、更高的黏合强度。

（杨 域 程 飚）

第二节 浓缩血小板血浆的分类

为规范浓缩血小板制品的命名，2009 年 Dohan Ehrenfest 等提出，根据 PRP 中所含的白细胞和纤维蛋白含量，将其细分为以下 4 类：

1. 纯浓缩血小板血浆（pure PRP，P-PRP） 第一次离心时只吸取白膜层，所得 PRP 中只含有少量白细胞。

2. 含白细胞的浓缩血小板血浆（leukocyte and PRP，L-PRP） 第一次离心时保留全部白膜层和白膜下 1~2mm 红细胞层，提取的 PRP 中含有较多白细胞。

3. 浓缩血小板纤维蛋白基质（platelet-rich fibrin matrix，PRFM） PRP 加入激活剂后孵化可形成稳定的凝胶，内含丰富浓缩的产物。PRFM 含较低的血小板浓度，体积更大，包含血浆和蛋白质，内含纤维蛋白产生的基质捆绑生长因子和细胞有利于迁移。这些因素使其在较长时间内能够缓慢释放生长因子。

4. 含白细胞的浓缩血小板纤维蛋白（leukocyte and platelet-rich fibrin，L-PRF） 采血时不添加任何抗凝剂并立即离心，血液自然凝结后分三层，下层为红细胞，上层为无细胞血清层，中间层为 L-PRF 凝块，浓缩含血小板和白细胞生长因子。此过程未添加激活剂，无任何化学添加物。

过去学者们曾将凝胶状的 PRP 制品笼统地称为血小板凝胶（platelet gel，PG）。2010 年，Dohan Ehrenfest 等发表文章指出：血小板浓缩物的定义和分类是非常重要的问题，PRF 和 L-PRF 只以非常致密的纤维蛋白凝胶形式存在，而 PRP 凝胶没有这么坚固和致密。因此，他们认为 P-PRP 或 L-PRP 的活性形式应该简单地命名为"P-PRP 凝胶"和"L-PRP 凝胶"，以区别于 PRF 制品。

但无论如何分类，有两个重要组成词语就是"浓缩"和"血小板"，也就是说，所有的这类制品一定具备这两点，才具有人们可期的修复、再生与康复的治疗作用。

从浓缩血小板血浆定义和作用的机制来考虑，不应简单地把 PRF 作为二代的 PRP。制作方法上 PRF 确比 PRP 简单，由于不添加凝血酶激活剂，理论上更安全。实际应用中，PRP 也可使用其他激活剂如葡萄糖酸钙和氯化钙，或者不激活缓慢释放活性成分。PRF 为一次离心法制作而成,制作时间短,且自然凝固,所以 PRF 的纤维结构比凝血酶激活形成的 PRP 凝胶更加稳定和牢固。

应该讲,PRP 与 PRF 各具优势,在不同的疾病条件下,能发挥自己独特的特点。在治疗某些微环境条件欠佳的疾患时,可能存在一次离心制作血小板的回收率低、生长因子浓度低、生长因子释放慢,极端微环境下,生长因子等活性产物会受影响而无法达到理想的浓度。各亚型的浓缩血小板血浆制品应该在今后的临床治疗与康复中满足不同的治疗与康复需求,在不同组织、不同条件下"精准"发挥最佳效果。

事实上,从 2012 年开始,浓缩血小板的分类就在不停改变,如 Delong 提出 PAW 分类系统,P 代表血小板的绝对数量(the absolute number of platelet),A 代表血小板激活方式(the manner in which platelet Activation occurs),W 代表白细胞浓度高低(the presence or absence of white cell)。2015 年,Mautner 基于前两者的分类系统,加入红细胞的指标,提出了 PLRA 分类系统,P(platelet)代表血小板浓度,L(leukocyte)代表白细胞浓度,R(red blood cell)代表红细胞浓度,A(activation)代表激活。2016 年,Magalon 等提出了一个更全面的 DEPA 分类,D(dose)代表剂量,E(efficient)代表效率,P(purity)代表纯度,A(activation)代表激活。2017 年,Lana 加入更多指标,提出 MARSPILL 分类系统,更加细化和完善了浓缩血小板制品的分类。其中 M(machine/handmade)代表机器制备或手工制备,A(activation)代表激活,R(red blood cell)代表红细胞,S(spin)代表离心次数,P(platelet)代表血小板,I(image guidance)代表是否使用影像引导,L(leukocyte)代表白细胞,L(light activation)代表是否光激活。2018 年,国际血栓与止血学会(International society on thrombosis and haemostasis, ISTH)在科学标准化委员会(SSC)会议上,组成一个血小板生理学 SSC 专家工作组,目的是制定一系列统一的质控标准,规范血小板在再生医学中的使用。①根据是否激活分成:A. 没有激活的 PRP;B. 激活的 PRP;C. 做冻融准备;②依据样本中血小板计数范围将浓缩血小板被分成 3 类:A. 血小板数量 < $900 \times 10^3 \mu l^{-1}$;B. 血小板数量($900 \sim 1\,700$)$\times 10^3 \mu l^{-1}$;C. 血小板数量 > $1\,700 \times 10^3 \mu l^{-1}$;③根据制备方法分为 3 类:A. 重力离心技术;B. 标准细胞分选器;C. 自体选择性过滤技术(血小板提取法)。2019 年,Gutierrez 提出 PRP 制品的命名应考虑其变量,这将使不同的组间结果比较成为可能,且对于质量评估和注意事项十分重要。不仅考虑到血小板、白细胞、红细胞、甚至对激活、破裂情况也在变量计算之中。

(程　飚　刘宏伟　袁　霆)

参 考 文 献

[1] Born GV. Evidence for the formation of a labile phospholipoprotein during the clotting of platelet-rich plasma. Nature, 1957, 180(4585): 546-547.

[2] Marx RE. Platelet-rich plasma(PRP): what is PRP and what is not PRP? Implant Dent, 2001, 10(4): 225-228.

[3] Ross R, Glomset J, Kariya B, et al. A Platelet-Dependent Serum Factor that Stimulates the Proliferation of Arterial Smooth Muscle Cells in Vitro. Proc Natl Acad Sci U S A, 1974, 71(4): 1207-1210.

[4] Witte LD, Kaplan KL, Nossel HL, et al. Studies of the release from human platelets of the growth factor for cultured human arterial smooth muscle cells. Circ Res, 1978, 42(3): 402-409.

[5] Assoian RK, Grotendorst GR, Miller DM, et al. Cellular transformation by coordinated action of three peptide growth factors from human platelet. Nature, 1984, 309(5971): 804-806.

[6] Karey KP, Marquardt H, Sirbasku DA. Human platelet-derived mitogens. I. Identification of insulinlike growth factors I and II by purification and N alpha amino acid sequence analysis. Blood, 1989, 74(3): 1084-1092.

[7] Brunner G, Nguyen H, Gabrilove J, et al. Basic fibroblast growth factor expression in human bone marrow and peripheral blood cells. Blood, 1993, 81(3): 631-638.

[8] Möhle R, Green D, Moore MA, et al. Constitutive production and thrombin-induced release of vascular endothelial growth factor by human megakaryocytes and platelets. Proc Natl Acad Sci USA, 1997, 94(2): 663-668.

[9] Matras, H. Die Wirkungen vershiedener Fibrinpraparate auf Kontinuitat-strennungen der Rattenhaut. Osterr Z Stomatol, 1970, 67(9): 338–359.

[10] Dohan DM, Choukroun J, Diss A, et al. Platelet-rich fibrin (PRF): A second-generation platelet concentrate. Part I: Technological concepts and evolution. J Oral Surg Oral Med Oral Pathol Oral Radiol Endod, 2006, 101(3): e37-e44.

[11] Hood AG, Hill AG, Reeder CD. Perioperative autologous sequestration Ⅲ: a new physilolgic glue with wound healing properties. Proc Am Cardiovasc Perfusion, 1993, 14: 126-129.

[12] Whitman DH, Berry RL, Green DM. Platelet gel: an autologous alternative to fibrin glue with applications in oral and maxillofacial surgery. J Oral Maxillofac Surg, 1997, 55(11): 1294-1299.

[13] Choukroun J, Adda F, Schoeffler C, et al. Une opportunite en paro-implantologie: le PRF. Implantodontie, 2001, 42: 55-62.

[14] Dohan Ehrenfest DM, Rasmusson L, Albrektsson T. Classification of platelet concentrates: from pure platelet-rich plasma (P-PRP) to leucocyte-and platelet-rich fibrin (L-PRF). Trends Biotechnol, 2009, 27(3): 158-167.

[15] Sclafani AP. Safety, efficacy, and utility of platelet-rich fibrin matrix in facial plastic surgery. Arch Facial Plast Surg, 2011, 13(4): 247-251.

[16] Dohan Ehrenfest DM, Bielecki T, Del Corso M, et al. Shedding light in the controversial terminology for platelet-rich products: platelet-rich plasma (PRP), platelet-rich fibrin (PRF), platelet-leukocyte gel (PLG), preparation rich in growth factors (PRGF), classification and commercialism. J Biomed Mater Res A, 2010, 95(4): 1280-1282.

[17] 张长青, 袁霆. 富血小板血浆在临床应用中的争议与研究进展. 中华关节外科杂志(电子版), 2016, 10(6): 588-591.

[18] 程飚. 浓缩血小板产品在创伤外科应用中的问题与思考. 创伤外科杂志, 2018, 20(11): 7-11.

[19] DeLong JM, Russell RP, Mazzocca AD. Platelet-rich plasma: the PAW classification system. Arthroscopy, 2012, 28(7): 998-1009.

[20] Mautner K, Malanga GA, Smith J, et al. A call for a standard classification system for future biologic research: the rationale for new PRP nomenclature. PM R, 2015, 7(4 Suppl): S53-S59.

[21] Magalon J, Chateau AL, Bertrand B, et al. DEPA classification: a proposal for standardising PRP use and a retrospective application of available devices. BMJ Open Sport Exerc Med, 2016, 2(1): e000060.

[22] Lana J, Purita J, Paulus C, et al. Contributions for classification of platelet rich plasma-proposal of a new classification: MARSPILL. Regen Med, 2017, 12(5): 565-574.

[23] Paul H. The use of platelets in regenerative medicine and proposal for a new classification system: guidance from the SSC of the ISTH. J Thromb Haemost, 2018, 16(9): 1895-1900.

[24] Acebes-Huerta A, Arias-Fernandez T, Bernardo A, et al. Platelet-derived bio-products: classification update, applications, concerns and new perspectives. Transfus Apher Sci, 2019, 59(1): 102716.

第三章　影响浓缩血小板血浆临床治疗的因素

认识影响浓缩血小板血浆的影响因素,必须了解浓缩血小板血浆制作的基本原理。利用全血中各组分的沉降系数不同,经梯度离心,沉降系数最大的红细胞和最上层的上清液交界处有一薄层,肉眼不易识别,即为浓缩血小板血浆,后提取上清液及交界处以下的一部分红细胞,改变离心力再次离心,即得高浓度血小板。

浓缩血小板血浆的制备算不上复杂,但在实验室制备时必须保证无菌,并且要保证血小板没有被破坏或分解,不同的分离设备、不同的转速与分离时间都会对血小板的活性及完整性产生影响。本身的细胞膜可作为抗原刺激机体产生抗体。

决定浓缩血小板治疗效果有数量和质量两个方面。所谓数量是临床应用浓缩血小板治疗时血小板的浓度,而质量则是在相对数量基础上对血小板本身特质的要求。既往的研究已经表明:即使限定血小板在血浆中的相对数量,也会由于生理周期的变化、制备条件导致浓缩血小板所含活性物质的差异。另外,白细胞所占比例、血小板活化时释放的细胞外囊泡(extracellular vesicle, EV)情况、各类生长因子含量的构成比,以及其他很多活性成分(如凝血酶)都影响着最终参与修复时启动信号通路和活化蛋白的差异,各类修复细胞对不同浓度和质量血小板的反应并不相同。选择性激活浓缩血小板达到我们对修复组织的要求,即构建合理的微环境十分必要。更为关键的问题是,至今,我们甚至并不知道浓缩血小板临床治疗的真正分子作用机制。对于浓缩血小板注射应用时可能的免疫调控、促修复作用(修复细胞,包括干细胞)、旁分泌作用、多通道、多层面、多组织协同仍有待进一步探究。

首先是血小板的数量(即浓度)。多项研究表明,不同浓度血小板的生物学效用差别极大。血小板数量、温度、血浆蛋白含量、血浆离子浓度、药物等众多因素均可干扰血小板聚集,其中血小板数量对于血小板聚集率的影响较大。而血小板聚集是血小板的主要功能,血小板活化和黏附聚集特性在维持机体稳定和防御中有着重要的生理学意义。

其次是血小板的质量,特殊人群(年龄、贫血、代谢性疾病等)的血小板质量有一定变化,而特殊人群服用药物(阿司匹林、华法林等)将对血小板功能产生进一步的影响。

临床工作者制备标准(离心速度、离心时间)、提取、纯化技术的差异(主观因素)影响血小板的浓度和质量,同时影响其活化及碎裂程度,客观因素(温度、耗材等)也能产生影响。如浓缩血小板激活产生大量的纤维蛋白支架的硬度与血小板数量非线性关系,且对间充质干细胞的生物学行为产生不同的影响。

既往研究已经表明,离心力过大、时间过长和离心次数过多都会导致血小板活化率的升高。离心转速过大、离心时间过长,会导致血小板下沉,上层富含血小板血浆内的血小板含量就会减少;如果离心转速过低、离心时间过短,红细胞和白细胞不能很好地下沉,导致离心后分离界面不清,浓缩血小板血浆含量较少,所制备出来的手工血小板收集率较低,且混入的白细胞和红细胞量较多,难以达到治疗标准。Dugrillon等的研究表明,为提高浓集倍数而提高离心力则会导致血小板破坏,他们认为最大的离心力应控制在800g以下。

其他因素可能涉及：①试管材质，李龙等证明用玻璃管制备的 PRF 比用塑料管制备的释放 VEGF 含量高。Mustafa 等用钛试管制备 T-PRF（titanium-prepared platelet-rich fibrin），其血小板聚集与 PRF 在玻璃管内制备的情况有相似之处，其生物相容性更好。也有研究发现，试管类型（干玻璃或玻璃涂层塑料管）似乎没有影响这种自体生物材料的结构。②除水方式，对 PRF 凝胶进行脱水处理，按照速度的快慢分为缓慢脱水和快速脱水，在释放生长因子的含量上差异不显著。③储存方法，存在许多争议，现制现用还是提前制备，待患者再次就诊时再行治疗存在许多不同意见。有人用四联采血袋采集健康献血者全血 200ml，酸性柠檬酸盐葡萄糖抗凝，离心分离上层血浆取 PRP，在洁净的环境中无菌操作，边摇边缓慢用一次性注射器和输液针加入超滤二甲基亚砜，使其终浓度为 5%。盒装后直接放入 –85℃冰箱保存，结果发现，冰冻保存浓缩血小板血浆能长期、大量、有效、安全地保留血小板活性。国外有些学者认为，浓缩血小板血浆制备好之后，在抗凝状态下，保持 8 小时或更长时间血小板的活性是稳定的，可根据手术时间的长短在术前抽取血液来制备浓缩血小板。由于制备浓缩血小板血浆的操作过程较简便，若需要量较小，可现用现制，若需植入量较大，为了保证患者的术后安全，需提前几天抽取患者血液制备。

（程 飚 崔 晓 袁 霆）

参 考 文 献

[1] 陈琳, 徐欣. 富含血小板血浆临床应用的优势. 中国口腔种植学杂志, 2008, 13（3）: 133-135.

[2] Kawase T, Okuda K. Comprehensive Quality Control of the Regenerative Therapy Using Platelet Concentrates: The Current Situation and Prospects in Japan. Biomed Res Int, 2018, 2018: 6389157.

[3] Magalon J, Bausset O, Serratrice N, et al. Characterization and comparison of 5 platelet-rich plasma preparations in a single-donor model. Arthroscopy, 2014, 30（5）: 629-638.

[4] Giusti I, Rughetti A, D'Ascenzo S, et al. The effects of platelet gel-released supernatant on human fibroblasts. Wound Repair Regen, 2013, 21（2）: 300-308.

[5] Jo CH, Kim JE, Yoon KS, et al. Platelet-rich plasma stimulates cell proliferation and enhances matrix gene expression and synthesis in tenocytes from human rotator cuff tendons with degenerative tears. Am J Sports Med, 2012, 40（5）: 1035-2045.

[6] Bastami F, Vares P, Khojasteh A. Healing Effects of Platelet-Rich Plasma on Peripheral Nerve Injuries. J Craniofac Surg, 2017, 28（1）: e49-e57.

[7] 程飚. 浓缩血小板产品在创伤外科应用中的问题与思考. 创伤外科杂志, 2018, 20（11）: 7-11.

[8] Maurer-Spurej E, Larsen R, Labrie A, et al. Microparticle content of platelet concentrates is predicted by donor microparticles and is altered by production methods and stress. Transfus Apher Sci, 2016, 55（1）: 35-43.

[9] Kaur D, Sharma RR, Marwaha N. Defining an appropriate leucoreduction strategy by serial assessment of cytokine levels in plateletconcentrates prepared by different methods. Asian J Transfus Sci, 2015, 9（1）: 31-35.

[10] Wu F, Liu Y, Luo L, et al. Platelet mitochondrial dysfunction of DM rats and DM patients. Int J Clin Exp Med, 2015, 8（5）: 6937-6946.

[11] Tian J, Lei XX, Xuan L, et al. The effects of aging, diabetes mellitus, and antiplatelet drugs on growth factors and anti-aging proteins in platelet-rich plasma. Platelets, 2019, 30（6）: 773-792.

[12] Blair P, Flaumenhaft R. Platelet α-granules: Basic biology and clinical correlates Blood Rev, 2009, 23（4）:

177-189.

[13] Tynngråd N. Preparation, storage and quality control of platelet concentrates. Transfusion and Apheresis Science, 2009, 41（2）: 97-104.

[14] Dugrillon A, Eichler H, Kern S, et al. Autologous concentrated platelet-rich plasma（cPRP）for local application in bone regeneration. Int J Oral Maxillofac Surg, 2002, 31（6）: 615-619.

[15] 李龙, 赵建辉, 刘斌, 等. 富血小板纤维蛋白体外释放 VEGF 影响因素的探讨. 中国美容医学, 2012, 21（3）: 427-430.

[16] 李艳秋, 周延民, 孙晓琳, 等. 富血小板纤维蛋白体外释放 TGF-β 和 PDGF-AB 影响因素的探讨. 现代口腔医学杂志, 2012, 26（6）: 404-407.

第四章 浓缩血小板治疗相关培训

第一节 浓缩血小板血浆资格认证的几点建议

医疗技术相关资格认证是取得执业医师资格从事临床工作之后，在开展学习相关医疗技术时，经过相应的专业培训合格后取得相关证书获得认证，是具有从事相应医疗技术专业活动能力的认证，对提高医师相关执业水平和保证医疗质量具有重要作用。浓缩血小板治疗（enriched platelet therapy, EPT）技术作为一种治疗手段，因需介入到体内进行治疗，所以需要经过严格规范的资格培训和资格认证才能保证其规范性和安全性。

我国目前尚未有相关部门出台医疗技术资格认证的管理办法，社会上的各种医疗技术资格认证刚刚起步，尚不规范，尤其在专业治疗技术领域方面的资格认证更没有相关的制度和体系作为支撑。

国际上相关资格认证机构主要是独立于政府和卫生行政机构的第三方以及与卫生行政部门有联系的医学会。在我国，中国康复医学会再生医学与康复专业委员会或其他国家级学会成立浓缩血小板治疗技术相应的资格认证组织进行培训和资格认证。

资格认证方式可采用理论实践并重的认证模式，需要对与浓缩血小板治疗相关领域的再生医学、运动医学、美容整形、疼痛医学及与浓缩血小板相关的知识等基础理论，以及相关的临床实际操作进行标准化的客观评判认证，做到理论联系实际，使浓缩血小板治疗技术能够真正安全、高效地应用于临床实践当中。

培训时间建议 5~7 天，不宜过长，培训后随即进行认证考试，考试合格者颁发资格认证的证书。为满足浓缩血小板治疗技术不断创新和临床应用的不断拓展，建议设定资格认证的有效年限为 3 年。

浓缩血小板注射必须由持有国家执业医师资格证和政府（国家卫生健康委员会）授权有资格进行医学实践和手术操作的医生进行。为了能够安全和成功地进行浓缩血小板治疗技术，这些医生需要具备对相关疾病诊断、治疗的能力和不良事件处理能力，对浓缩血小板治疗的适应证、禁忌证、相关风险以及浓缩血小板治疗基本原理、制备过程和使用方法具有充分的了解。

拥有浓缩血小板治疗资格的医师需要由相应资质机构进行认定，而且还要具备全面的医学知识和相应适应证或相关疾病领域特定知识的继续医学教育学分等。特别鼓励浓缩血小板治疗技术医师在慢性疼痛和急性神经骨骼肌肉损伤诊断、处理等领域，以及在解剖学和放射诊断学等方面具有一定的知识储备。

此外，从事浓缩血小板治疗的医师还需要关注和熟悉同行的相关文献报道，了解最新的浓缩血小板诊断治疗方法及其注射方法和潜在风险，同时在实际操作中要参考相关领域的浓缩血小板治疗应用指南大纲。

由于尚无政府性的机构来授权浓缩血小板治疗的应用权限，本章节从实际出发仅先考虑到这些问题。

（杨润功　程　飚）

第二节　基础医师资格培训

开展浓缩血小板技术应用的医师，应具有五年制以上本科学历，取得医师执业资格证、住院医师规范化培训合格证书，并从事临床工作五年以上。医师应掌握基本的临床知识和良好的临床思维，需要对疾病的发病机制、诊断标准、常规治疗方案有较为全面的认识。

在浓缩血小板治疗技术基础医师培训中，医生首先要掌握浓缩血小板治疗疾病的基本原理、制备方法、治疗优势，以及适应证和禁忌证等相关知识。其次，应该对相关疾病的发病机制、诊断标准、常规治疗方案有一个全面的掌握，以确保医生获得完整的患者病史，通过相关检查做出正确的诊断，综合各方面因素选择最优的治疗方案。最后，医生还要了解浓缩血小板治疗后的注意事项和常见副作用及处理方法，以提高浓缩血小板疾病治疗效果。

在骨与关节相关损伤疾病开展浓缩血小板技术应用的医师，应当同时具备以下条件：①执业范围为外科专业；②具有五年以上相关疾病诊疗工作经验，熟练掌握运动系统损伤、退行性疾病的查体、诊断、鉴别诊断知识，能熟练操作关节腔注射、局部封闭等技术，累计参与完成的诊疗病例不少于 200 例；③经过浓缩血小板技术相关系统培训并考核合格，具有开展浓缩血小板技术应用的能力。

在内分泌相关疾病开展浓缩血小板技术应用的医师，应当同时具备以下条件：①执业范围为内科专业；②具有五年以上相关疾病诊疗工作经验，熟练掌握糖尿病、甲状腺功能亢进、痛风、系统性红斑狼疮等疾病查体、诊断、鉴别诊断知识，能熟练操作血糖检测、胰岛素注射等技术，累计参与完成的诊疗病例不少于 200 例；③经过浓缩血小板技术相关系统培训并考核合格，具有开展浓缩血小板技术应用的能力。

在整形美容开展浓缩血小板技术应用的医师，应当同时具备以下条件：①执业范围为外科专业；②负责实施美容项目的应具有三年以上从事美容外科或整形外科等相关专业临床工作经历，熟练掌握面部护理、玻尿酸注射等技术，累计参与完成的病例不少于 200 例；③经过浓缩血小板技术相关系统培训并考核合格，具有开展浓缩血小板技术应用的能力。

其他专业应参考以上执行。

（史春梦　青　春　袁　霆　程　飚）

第三节　浓缩血小板血浆的制备与保存

一、制定背景

自体浓缩血小板血浆(platelet rich plasma, PRP)是一种通过离心的方法从自体血中提取出来的血小板浓缩物。PRP中血小板经活化后可以释放多种生长因子如血小板源性生长因子、胰岛素样生长因子、血管内皮生长因子和表皮生长因子等,可以有效促进组织细胞再生和修复。并且,鉴于PRP来源方便、无免疫排斥(自体获得)、制作简单,近20年来,已经被广泛应用于多种学科,如骨科、口腔颌面外科、整形美容科等。浓缩血小板在临床上的应用范围虽然越来越广,但关于浓缩血小板对不同组织修复疗效的报道并不一致。另外,市面上的浓缩血小板制作设备众多,不同的设备制作出的浓缩血小板成分对组织的作用效果、激活方式,以及临床应用方法不尽相同。以上这些因素导致浓缩血小板目前的临床应用显得有些混乱,也给广大医务工作者带来了困扰。

在临床上浓缩血小板应用疾病谱逐渐趋于共识的同时,浓缩血小板的制作方法却显示出多样化或个体化的趋势。比如,浓缩血小板制作的离心次数目前有一次离心法、二次离心法,以及程序控制的多次离心法等。制作出的浓缩血小板中血小板浓度有1~3倍,也有4~8倍,或者更高浓度。除此之外,浓缩血小板制作的差异性还包括采血量、离心设备、离心次数、离心力、离心时间、浓缩血小板制备量、血小板浓缩集度、回收率,以及白细胞浓度等。本文旨在通过检索中国已发表有关浓缩血小板制备的临床文献(中英文),汇总分析国内浓缩血小板血浆的临床制备情况,为临床制作更高质量的浓缩血小板提供参考依据。

二、浓缩血小板制作原理

无论是手工制作还是设备自动化制作PRP,其原理都是相似的,即根据血液在离心过程中的沉降速度,第1次离心后血液分为3层,最下层是红细胞,中间层为血小板浓缩集层,最上层为上清液;收集中间的血小板即可获得PRP。

三、文献检索与证据评价

英文检索数据库包括PubMed和Embase,检索式以"platelet-rich plasma""China""humans"和"clinical study"为任意词,连接词为"and"。中文检索数据库包括中国知网和万方数据知识服务平台,检索式以"浓缩血小板血浆"和"制作""制备"为任意词,连接词为"和",进一步筛选出"临床研究"和"人血"。检索时间截止为"2019年6月1日"。通过文献阅读,筛选出中国发表涉及临床人血PRP制备参数的相关文献94篇,其中中文79篇,英文15篇。

文献纳入标准:①文献中描述有PRP临床制备流程(数据),可检索到全文;②临床观察性研究;③研究中采集的血样为人血;④研究在中国进行。排除标准:①会议摘要;②文献中未提及PRP制备的参数设置;③动物实验或基础研究;④综述类文献;⑤重复文献;⑥个案报道。文献筛选流程图如图4-3-1。

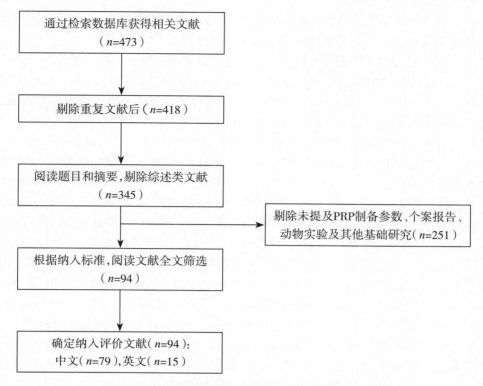

图 4-3-1　中国已发表临床 PRP 制备相关文献筛选流程图

四、推荐意见

1. 采血部位与采血量根据具体临床需要进行选择，一般采用肘静脉采血。

根据临床 PRP 用量，采血量约为最终 PRP 体积的 10 倍左右（10~50ml）。

国内文献报道中提及的采血点几乎均为肘静脉。采血量的波动范围较大，为 4~500ml，平均采血量 53.5ml；其中最常见的采血量为 30ml（14.9%），其他比较常见的采血量还包括 10ml（11.7%）、20ml（10.6%）、45ml（10.6%）和 50ml（8.5%）。采血时多采用 50ml 注射器，之后转移至装有抗凝剂的离心管并摇匀。文献报道的采血量与抗凝剂体积比例主要为 10：1 或 9：1。

2. 采血时间建议"现采现制"，手术患者建议术前采血。

由于血小板容易激活，临床 PRP 抽血制作基本均为"现采现制"，个别采用库存血来提取 PRP，少量手术相关文献均为术前采血。目前认为，手术不可避免地会激活外源性和 / 或内源性止血途径，引起血小板黏附、聚集、分布改变，可能影响采血血小板质量，故建议采血时间选择术前。

3. 离心次数、离心力（转速）和离心时间需要根据不同离心机调整。原则上第一次离心力较小，第二次离心力较大。

国内 PRP 临床制备主要采用二次离心法（80.2%），一次离心法较少（18.8%），二次离心过程中，第二次离心的离心力（或转速）均不小于第一次离心；其中第二次离心的离心力（或转速）和第一次离心时相等者约占 37.9%，第二次离心的离心力（或转速）大于第一次离心时约占 62.1%。大多数文献中使用的离心机型参数（离心半径、管径、离心管深度）不明，关于第一次和第二次离心的离心力（或转速）以及离心时间描述差异较大；并且，即使为相同商用型PRP制备套装，采血量、制备参数设置也有较大差异。

第一次离心时，比较常见的离心力设置主要包括200g（34.6%）、1 500g（19.2%）、250g（11.5%）和313g（11.5%），离心转速主要包括2 000r/min（27.5%）、2 500r/min（12.5%）、1 500r/min（12.5%）和2 400r/min（10.0%）；第一次离心比较常见的时间设置主要为10分钟（78.1%），其他时间设置包括20分钟、15分钟和4分钟等。

第二次离心时，比较常见的离心力设置主要包括1 500g（17.9%）、200g（17.9%）和250g（10.7%），离心转速包括2 000r/min（28.9%）、3 600r/min（15.8%）、2 500r/min（13.2%）；第二次离心比较常见的时间设置主要为10分钟（70.3%）和15分钟（12.5%）。

一次离心过程中，采用的离心力（或转速）和时间同样差异较大，离心力设置为150~1 500g，转速设置为400~3 400r/min，离心时间2~40分钟，离心参数设置异质性很高。

4. 临床上应用的PRP血小板浓缩集度一般大于4倍，回收率一般大于60%。

国内有关PRP临床制备的研究较少，只关注血小板浓缩集度和/或回收率情况。已报道研究中血小板浓缩集度约为1.4~8.1倍，75%的PRP中血小板浓缩集度≥4倍；血小板回收率为46.5%~79.7%，73%的PRP中血小板回收率＞60%。Marx认为PRP中血小板的"工作浓度"是$1 000 \times 10^9$/L。一般认为，为了保证其效果，PRP中血小板浓缩集度应达到3~5倍。

5. PRP制备量根据临床疾病需要进行制备。

离心制备PRP主要是依据全血中红细胞、血浆、白细胞和血小板不同的比重，离心法可以获得约为全血体积10%的PRP。国内文献报道的PRP制备量（体积）差异性较大，范围为0.4~30.0ml，比较常见的PRP制备量为4.0ml（20.4%）和5.0ml（20.4%），PRP制备量占离心前全血（含抗凝剂）体积比例2.5%~36.4%，平均为12.9%。

五、其他相关衍生制品

PRP亦存在不足之处，制备过程相对烦琐，需要添加凝血酶、$CaCl_2$等物质，存在感染等风险。随后的研究开发出浓缩血小板纤维蛋白（platelet-rich fibrin，PRF）和血小板浓缩生长因子（concentrated growth factor，CGF）等。

（一）浓缩血小板纤维蛋白原的制作

整个制作过程不添加抗凝剂和凝血酶。抽取血液后迅速离心，由于没有抗凝剂，血液会在离心过程中凝固，离心后，根据血液中各种成分的沉降速度不同，PRF的上端为上清，下端是红细胞，用剪刀剪去上清与红细胞层，中间即为浓缩含血小板与白细胞的PRF。PRF力学强度更好，为胶状。

在制备PRF时最为重要的是选择好离心处理的方法，离心方法受到相对离心力（relative centrifugal force，RCF）和离心时间的影响。PRF的纤维蛋白三维结构与其内在的细胞分布取决于离心力。血液中的细胞若是遭到了破坏，可能是离心力较高，且离心时间较长所致。

RCF受到离心转速和离心半径的影响，RCF=$1.118 \times 10^{-5} \times R \times N^2$（其中$R$表示离心半径，所用单位为cm，$N$表示离心转速，所用单位为r/min）。因此，在RCF一定的情况下，由于不同品牌的离心机离心半径不同，制备PRF的转速应有所不同。

1. 最早的PRF制备方案是Choukroun等在2001年提出。由于其内含有大量的白细胞，又被命名为L-PRF（leukocyte-PRF，L-PRF）。

2. 2014 年，Shahram Ghanaati 等使用同样的离心机制备了标准 PRF（standard PRF，S-PRF），采集全血，采集量为 9ml，将其放在不含有抗凝剂的塑料管中，且塑料管有无菌玻璃涂层，进行离心处理，转速为 2 700r/min，离心时间为 12 分钟；改良型浓缩血小板纤维蛋白（advance platelet-rich fibrin，A-PRF）制备方法：采集全血，采集量为 10ml，将其放在无菌纯玻璃管中，其中不含有抗凝剂，进行离心处理，转速为 1 500r/min，离心时间为 14 分钟。与 S-PRF 相比，A-PRF 的纤维蛋白三维结构更为松散，其内的细胞数量更多，分布更为均匀。A-PRF 似乎是自体细胞（特别是中性粒细胞和巨噬细胞）的理想供给者。

3. 2017 年，Xuzhu Wang 等制备注射型浓缩血小板血浆（injectable-platelet-rich fibrin，i-PRF），采集全血，采集量为 10ml，将其放在不含抗凝剂的试管内，立即以 700r/min（相对离心力大约为 60g）离心 3 分钟，上层的 1ml 液体被称为 i-PRF（一种液体血小板浓缩物）。i-PRF 对于更多的细胞有显著的动员作用，能够使细胞发生迁移，产生更多的生长因子及纤维连接蛋白。有实验证明将血液以 1 300r/min 的速度离心 8 分钟制备的 A-PRF，与 L-PRF 相比，其内的生长因子含量较高，其生物相容及成纤维细胞迁移和增殖水平较高。

（二）血小板浓缩生长因子的制作

血小板浓缩生长因子（concentrated growth factor，CGF）的制作一般是根据不同的设备全自动、不间断变速离心完成的。

CGF 可通过特殊离心机（Medifuge 离心机，意大利）差速离心获得，总时长约 12 分钟。采集静脉血于不含抗凝剂的无菌管中，并立即离心。该程序具有以下特点：加速 30 秒，速度达到 2 700r/min；旋转 2 分钟后，降到 2 400r/min；旋转 4 分钟，加速到 2 700r/min；旋转 4 分钟，加速到 3 300r/min；旋转 3 分钟，减速至 36 秒停止。若采集 9ml 左右静脉血，离心后分三层：上层淡黄色液体为血清，约 0.5~0.8ml；中间黄色凝胶即 CGF，约 4ml；下层红色为红细胞与碎片，4ml 左右。其中黄红交界处浓缩含多种生长因子及大量 CD34$^+$ 细胞。通常，剪取黄色凝胶及一部分红色部分，用于后续操作。

六、浓缩血小板制备后的保存

由于血小板寿命短，结构和功能易受多种因素的影响，体外保存时条件要求较为严格。近年来，国内外开展了血小板室温保存的研究，确定 22℃持续震荡保存能够维持血小板的活力。

在 22℃下，PRP 可以保存 24 小时。在保存过程中采取持续震荡可促进气体在血小板中的交换，防止其聚集。血小板储存的时间在 3~5 天，个别可以延长至 7 天。

也有报道，血小板可以采用深低温冰冻保存和冰冻干燥保存技术。

（卫愉轩　袁　霆）

第四节　浓缩血小板血浆的制备培训

浓缩血小板制备及培训是指在完成基础医师资格培训的基础之上，被培训者接受并通过浓缩血小板制备及培训，能够对浓缩血小板制备原理、常用制备方法、制备常见错误、制备结果鉴定具备比较熟练的操作技能，能指导医学生以及下级医师完成标准化制备，具有一定的临床科研能力和论文撰写能力。

浓缩血小板的制备方法虽没有统一的标准，但是浓缩血小板的制作原理是相似的：根据全血中各种成分的沉降系数不同，利用离心的方法将血小板提取出来。血液在离心过程中，由于红细胞沉降速度最快，离心后深入试管底部，上清液在最上层，中间即为血小板层。白细胞和血小板沉降速度相似，也集中在血小板层。去除红细胞和部分上清液，剩下的即为浓缩血小板。

在离心过程中，离心力、离心时间和离心次数这三要素都起着重要的作用。不同的离心力、离心时间或者离心次数制作出来的 PRP 中血小板浓度、活性、回收率都有显著差异。

制备不仅仅是机器操作，更是人文以及科研严谨体系的一环。其中包括患者信息采集、知情同意书签署、制备装备准备、制备以及鉴定、保存。

通过制备培训并考试合格者方可进入浓缩血小板临床应用培养。

一、培养目标

通过 1 周的培训，使被培训者掌握浓缩血小板操作室管理、无菌制度、感染管理；掌握浓缩血小板基础理论、基本知识和制备的基本技能；掌握浓缩血小板应用常见领域疾患的评估；能独立从事浓缩血小板制备、患者临床数据采集工作；了解浓缩血小板成分分析、结果解读。

二、培养方法

第 1 天学习各种操作室管理制度、感染管理制度；无菌操作的基本原则和方法；患者沟通的方法、评估；当天考核，不低于 90 分方可进入下一阶段。

第 2 天学习浓缩血小板的基础理论、基本知识；掌握浓缩血小板的制作原理、常见制备方法及差异。当天考核，不低于 90 分方可进入下一阶段。

第 3~5 天学习并反复练习浓缩血小板制备，每种方法不低于 10 次。

第 6 天考核制备方法。

第 7 天对前面三项（第 1~5 天）内容综合性考核。

三、培养内容与要求

1. 操作室管理制度。
2. 感染管理制度。
3. 无菌操作的基本原则和方法。
4. 患者沟通的方法、评估。
5. 浓缩血小板制备基础理论、基本知识。
6. 浓缩血小板常见制备方法及差异。
7. 浓缩血小板标准化制备。

附表

表1 组织修复与再生的浓缩血小板应用规范化培训技能考核评分表

考生姓名			执业范围	
考试科目			考试阶段	第一阶段　第二阶段
第一部分得分		第一站：工作室管理制度		
		第二站：无菌制度、感染管理制度		
		第三站：临床检验报告分析		
		第一部分得分小计		
		评分人签名		
第二部分得分		第四站：病史采集		
		第五站：体格检查		
		第六站：填写评估量表		
		第七站：签署知情同意书		
		第二部分得分小计		
		评分人签名		
第三部分得分		第八站：基本技能操作1		
		第九站：基本技能操作2		
		第十站：基本技能操作3		
		评分人签名		
总得分				
核分人签名				

表2 病史采集评分表

考生姓名			考试阶段	□第一次考评　□第二次考评	
评分项目		评分要素		标准分	得分
询问病史	基本常识	检查者自我介绍（姓名、职务或职责）		10	
		检查者询问患者的姓名、年龄、职业、籍贯等基本情况		5	
	现病史	主要症状及时间		10	
		伴随症状及诱因		10	
		诊疗经过及目前一般状况		20	

续表

询问病史	既往及家族史	既往就诊经过	10	
		既往治疗用药	5	
		个人史(强调药物过敏史)	5	
		家族史	5	
	用语技巧	收集资料技巧	10	
		交流技巧	5	
		医生态度	5	
合计			100	

注:折合成20分后计入第二部分总分

表3　体格检查评分表

考生姓名			考试阶段	□第一次考评　□第二次考评		
评分项目		评分要素			标准分	得分
体格检查	系统检查	暖手和听诊器、准备各种检查用具			5	
		眼:结膜、巩膜、对光反射			3	
		头、浅表淋巴结:颈部、颌下、锁骨上、腋下淋巴结			5	
		口腔			2	
		皮肤:口述皮肤有无黄染、发绀、皮疹、苍白等			3	
		颈部:颈强直、甲状腺触诊			3	
		胸部			(20)	—
		肺(望诊、触诊)呼吸运动			4	
		(叩诊)上下左右对比,不要求肺尖和肺下界活动度叩诊			4	
		(听诊)至少2个呼吸周期,包括胸背部听诊,上下左右对比			4	
		心(望诊、触诊)心尖搏动			4	
		(叩诊、听诊)5个瓣膜听诊区均需听诊			4	
		腹部			(18)	—
		(望诊、触诊)全腹浅和深触诊,肝脾触诊,脾需要侧位触诊			8	
		(叩诊)包括移动性浊音,不要求脾区叩诊			5	
		(听诊)肠鸣音			5	
		神经系统及四肢			(11)	—

续表

体格检查	系统检查	巴氏征、膝反射	5	
		下肢水肿（一定检查双侧）	3	
		足背动脉、桡动脉搏动（一定检查双侧）	3	
	重点查体	体格检查系统性、规范性	10	
		根据病例特点重点器官检查（可超出上述系统查体范围）	15	
		查体熟练，在规定时间内完成	5	
合计			100	

注：折合成20分后计入第二部分总分

表4 回答问题评分表

考生姓名		考试阶段	□第一次考评 □第二次考评		
评分项目	评分要素	标准分			得分
		手术科室	非手术科室		
诊断与依据	诊断明确，依据充分	20	20		
鉴别诊断与分析	鉴别诊断准确，分析得当	15	20		
检查项目与原则	检查项目得当	15	15		
治疗原则与方案	治疗方案明确有效	20	20		
预后判断与分析	预后判断准确	20	10		
思路与逻辑性	思路敏捷，逻辑性强	10	15		
总分		100	100		

注：折合成20分后计入第二部分总分

表5 评估量表填写评分表

考生姓名		考试阶段	□第一次考评 □第二次考评	
评分项目	评分要素		标准分	得分
病历质量	完成及时		10	
	格式规范		15	
	内容完整真实		25	
	术语表达确切		15	
	字迹清楚		10	

续表

病历质量	分析合理	15	
	诊断正确、计划合理	10	
总分		100	

注:折合成20分后计入第二部分总分

表6 标准化浓缩血小板制备技术操作考核评分表

考生姓名		准考证号		
考试科目		考试阶段	第一阶段 第二阶段	
评分项目	评分要素	标准分	得分	
P浓缩血小板制备技术操作(设备名称_____)	术前准备(包括患者准备、操作准备等)	10		
	无菌观念(包括戴手套方法、消毒、铺巾等)	10		
	部位(包括体位选择、穿刺部位等)	10		
	操作技术、操作程序及熟练程度	25		
	器械的合理使用	15		
	观察患者反应及处理	10		
	术后处理(制备记录是否完整、是否送检)	10		
辅助检查	基本操作规范,技术娴熟	10		
总分		100		

注:请注明哪一种设备

（何红晨 王 谦）

第五节 浓缩血小板制品的临床应用指导训练

浓缩血小板制品的使用方式主要有直接敷用、注射到治疗部位使用、细胞治疗时混入细胞基质中使用、已知几种方式的联合使用等。直接外用的方法较简单,注射性治疗有不同的要求。

一些浅表治疗,如创面、皮肤年轻化等要求相对低,而深层注射,包括肌腱、韧带、神经、关节的注射则有极高的要求。注射方式根据有无引导分为引导下注射和盲视下注射,为保证治疗的安全性和有效性,医生必须要通过资格培训并获得专业知识:硕士研究生攻读学位期间需要足够的继续医疗教育,住院医生培训,合理选择引导技术(比如放射透视、荧光透视法、超声波等),临床监督(一对一教学训练),每周需进行足够课时的授课。注射的训练包括两部分:通用培训和专业培训。

一、通用培训

（一）理论知识

1. 了解不同的国家药品监督管理局批准的制备 PRP 的方法 ①了解不同制备方式的优缺点；②掌握国家药品监督管理局批准的不同 PRP 制备方法；③了解不同 PRP 的适应证。

2. 了解各种疾病的全部治疗方式。

3. 了解各类疾病的联合治疗模式，最大限度发挥 PRP 功能。

（二）治疗前准备

1. 进行术前照相及注射区、进针点的划线，这些线保留至术后进行清洗。

2. 患者应被置于一个舒适、可倚靠，或可卧床的位置。

3. 避免反复在一个部位抽血操作，操作中尽可能减少血小板活化。

4. PRP 分离最好是一个封闭体系，以阻止血液暴露于空气中，减少开放环境对治疗制品的污染。

5. 如果有多个患者同时制备 PRP，每个患者的使用器材和标本要进行 3 查 7 对，仔细标注。确保不发生交叉感染，以及分离的 PRP 被错误使用。

6. 掌握使用针头和注射器应完全按照无菌术的要求，使用无菌手套进行操作，合理处理和清理医疗废品的方法。

7. 如果患者病情较为复杂，则应该考虑在影像学引导下进行穿刺注射。

（三）PRP 注射

1. 患者的皮肤适当清洗和擦拭可以创造一个无菌环境。

2. 局部麻醉同样需要进行无菌操作，考虑到局部麻醉会影响 PRP 的效果，局部麻醉药仅仅侵入皮下层，对于操作时间较长和较大的局部手术可以局部阻断神经（如神经阻断术）。

3. 注射过程应用操作记录进行详细记录，包括：日期、需要术前/后诊断、标题、执行医师、助理、麻醉、简要说明过程、描述组织制备的过程及制备工具。

（四）注射后管理

1. 术后并发症的管理（血管神经损伤相关并发症最常见）。

2. 给予患者术后指导和预防，并告知紧急联系人。

3. 需要服用术后镇痛药，但避免使用非甾体类止痛药。

二、专业注射培训

（一）面部年轻化

PRP 局部注射或微针导入，包括面部、颈部、手部。熟知各注射部位的解剖。

1. 拟进行 PRP 治疗的皮肤区域，外敷表面麻醉剂 15~60 分钟（可能表面麻醉剂的浓度、配方有不同的要求），随后拭去麻醉药膏，以聚维酮碘或酒精进行消毒。

2. 获取自体静脉血来源的 PRP。在注射前，将 10% $CaCl_2$ 或葡萄糖酸钙作为激活剂以 1:10 容积比（1 份钙剂 +10 份 PRP）与 PRP 混合，在数分钟内（PRP 凝固前）完成注射。也有作者选择不予 PRP 激活进行注射。

3. 采用 1~2ml 的注射器，注射针头 27G 或 30G。注射深度为皮内。可采用皮丘法、线性退针注射以及扇形注射法。

4. 微针法　用 1mm 长度的滚针，在面部皮肤上滚动穿刺出大量的小孔，然后将激活后的 PRP 进行外涂数分钟后拭去。

5. 面部皮肤年轻化的 PRP 治疗　单次治疗 1 个月后即确认有效；多次治疗（如 1 次 / 2 周~1 个月）可以取得更好的效果。

6. 多数基于 PRP 的面部年轻化治疗研究设计为治疗前后的对比和左右对比。

（二）骨科

肌肉、肌腱韧带撕裂、肌腱炎、膝关节韧带损伤（前后交叉韧带 / 内侧副韧带 / 外侧副韧带）、半月板撕裂、软骨软化、关节炎、肩关节不稳、肘关节、手腕、脚踝，以及足底筋膜炎。

浓缩血小板血浆注射治疗膝关节炎的临床应用指导训练：浓缩血小板血浆治疗膝骨关节炎，一般是直接经皮注射入膝关节腔内，也可以借助超声引导。注射点可分为髌上入路与髌下入路，内侧入路与外侧入路。根据注射点的不同，患者可以采取坐立位或仰卧位。

【证据】

近 10 年来有大量高质量的随机对照临床研究发表。将浓缩血小板血浆与透明质酸、生理盐水或神经电刺激等对照注射治疗膝骨关节炎。评价指标大多采用了西安大略和麦克马斯特大学骨关节炎指数（Western Ontario and McMaster Universities osteoarthritis index, WOMAC）、国际膝关节评分委员会评分（International Knee Documentation Committee score, IKDC），膝关节损伤和骨关节炎评分（knee injury and osteoarthritis outcome score, KOOS）等评分系统。随访时间为 3 个月、6 个月、12 个月。浓缩血小板血浆注射剂量为 3~8ml，大多数临床研究注射 5ml。一般注射 3 次，每周 1 次。经过荟萃分析发现，WOMAC 疼痛评分与功能评分在随访时间内，PRP 组均显著优于对照组。关于注射副作用，PRP 组与对照组无明显差异。

【推荐意见】

1. 浓缩血小板血浆髌下入路（髌骨远端）注射治疗膝骨关节炎，患者采取坐立位，较易触及胫骨与股骨间隙，将浓缩血小板血浆注射入胫股间室；髌上入路（髌骨近端）则采取仰卧位，根据髌骨移动判断髌骨与股骨间隙，将浓缩血小板血浆注射入髌股间室。初学者建议借助超声引导下注射，可提高准确率，降低并发症。

2. 注射前用酒精或聚维酮碘消毒注射区域。浓缩血小板血浆制备完成后应尽快注射，放置不要超过半小时，注射剂量一般为 3~5ml。

3. 注射完成后，注射针眼用贴膜密封保护，屈伸膝关节 5~10 次。

4. 注射完成后嘱咐患者休息 10~15 分钟，若无不适反应方可离开。

三、注意事项

1. PRP 治疗通常在 1~3 个月之后才会见效，这一点在治疗前必须明确告知患者，以避免不必要的医患矛盾。

2. 操作过程中可能出现的风险包括感染、出血、神经损伤、疼痛、无效果等。

3. 评估 PRP 治疗的患者，应该包括下面内容　①治疗条件；②治疗方式；③治疗协议；④知情同意书；⑤患者分级标准；⑥纳入和排除标准。

（程　飚　杨　域）

参 考 文 献

[1] 袁霆,张长青,余楠生.富血小板血浆在骨关节外科临床应用专家共识(2018年版).中华关节外科杂志(电子版),2018,12(5):596-600.

[2] 邢丹,余楠生,袁霆,等.关节腔注射富血小板血浆治疗膝骨关节炎的临床实践指南(2018年版).中华关节外科杂志(电子版),2018,12(4):444-448.

[3] 宣力,田举,宣敏,等.二次离心法制备富血小板血浆中血小板相关参数的分析.华南国防医学杂志,2017,31(8):514-517,530.

[4] 王书军,温从吉,李诗言.不同套装制备的富血小板血浆中细胞及细胞因子成分的比较.中华关节外科杂志(电子版),2016,10(6):592-597.

[5] Yin W, Xu Z, Sheng J, et al. Erythrocyte sedimentation rate and fibrinogen concentration of whole blood influences the cellular composition of platelet-rich plasma obtained from centrifugation methods. Exp Ther Med, 2017, 14(3): 1909-1918.

[6] Yin W, Xu H, Sheng J, et al. Optimization of pure platelet-rich plasma preparation: A comparative study of pure platelet-rich plasma obtained using different centrifugal conditions in a single-donor model. Exp Ther Med, 2017, 14(3): 2060-2070.

[7] 左胜元,徐莹.富血小板血浆引导骨再生在上颌美学区单牙种植修复中的应用研究.中国美容医学,2018,27(9):98-100.

[8] 周华.自体富血小板血浆治疗膝关节骨性关节炎疗效观察.世界最新医学信息文摘,2018,18(74):53.

[9] 虞陆超,商培洋,程晏,等.自体富血小板血浆局部注射治疗肱骨外上髁炎.国际骨科学杂志,2018,39(5):321-325.

[10] 余项华,马广泉,刘琥,等.富血小板血浆治疗骨缺损的临床研究.安徽医药,2018,22(11):2184-2187.

[11] 谢磊,刘佳,王华军,等.关节腔注射透明质酸及富血小板血浆对老年膝骨关节炎的治疗作用比较.中国老年学杂志,2018,38(5):1129-1131.

[12] 王艳杰,吴骁,孙育良.自体富血小板血浆与全血局部注射治疗网球肘的疗效比较.中国临床研究,2018,31(4):527-530.

[13] 王成林,张俊,曹开学.无头加压螺钉辅助富血小板血浆局部应用治疗陈旧性跖骨头关节内骨折的临床疗效观察.中国骨伤,2018,31(10):953-956.

[14] 唐保明,李钊伟,杨爱荣,等.富血小板血浆治疗高原地区脊柱结核的疗效分析.重庆医学,2018,47(6):797-799.

[15] 刘晓波,许晓光,汪洋,等.富血小板血浆治疗难愈性创面的疗效观察.皮肤病与性病,2018,40(1):80-81.

[16] 李浩瑜,许军,赵玉驰,等.富血小板血浆治疗慢性难愈合创面20例临床研究.中国实用医药,2018,13(11):71-72.

[17] 姜良斌,肖伯莲,刘松,等.富血小板血浆联合高位股骨头颈开窗植骨支撑术治疗早期股骨头坏死的研究.中国临床解剖学杂志,2018,36(4):449-452.

[18] 姜良斌,刘松,岳永彬,等.富血小板血浆联合钻孔减压、同种异体腓骨支撑治疗早期股骨头坏死的研究.中国临床解剖学杂志,2018,36(1):93-97.

[19] 何丽苇，王顺，陈会欣．自体富血小板血浆治疗难愈性创面短期疗效观察．中国输血杂志，2018，31（10）：1163-1165．

[20] 郭燕庆，于洪波，孟勇，等．应用富血小板血浆混合透明质酸钠治疗膝骨关节炎．中华关节外科杂志（电子版），2018，12（6）：874-878．

[21] 高文华，张宏亮，胡玉庆，等．自体富血小板血浆凝胶联合皮瓣移植修复对难愈性创面的治疗效果．局解手术学杂志，2018，27（2）：88-92．

[22] 董佩龙，唐晓波，王健，等．富血小板血浆局部注射治疗肱骨外上髁炎的疗效．中华关节外科杂志（电子版），2018，12（5）：608-613．

[23] 陈宇，徐跻峰，章水均，等．富血小板血浆联合间充质干细胞促进前交叉韧带腱骨愈合的临床疗效研究．浙江医学，2018，40（12）：1324-1327．

[24] 朱韵莹，曾国春，武东辉．种植美学区域的富血小板血浆引导骨再生效果评价．当代医学，2017，23（13）：23-24．

[25] 赵子春，李钊伟，闫红秀，等．富血小板血浆治疗股骨干缺血萎缩型骨不连：前瞻性随机对照临床试验．中国组织工程研究，2017，21（28）：4442-4447．

[26] 张松，张涛，付桂红，等．自体富血小板血浆联合骨髓间充质干细胞治疗长骨干骨折术后骨不连．中国组织工程研究，2017，21（29）：4716-4721．

[27] 刘星，田利军，邓志刚，等．富血小板血浆结合自体松质骨移植治疗陈旧性腕舟骨骨不连的临床研究．河北医药，2017，39（7）：1051-1054．

[28] 林小永，刘思景，余小冬．自体富血小板血浆治疗距骨骨软骨损伤的临床研究．实用临床医药杂志，2017，21（3）：197-198．

[29] 林凯．空心加压螺钉内固定术结合自体富血小板血浆治疗中青年股骨颈骨折的疗效．中国社区医师，2017，33（1）：56-57．

[30] 李梦远，陈俊峰，刘华，等．富血小板血浆治疗肱骨外上髁炎的效果．广东医学，2017，38（16）：2454-2457．

[31] 黄山东，费志军，陈俊泽，等．富血小板血浆治疗深部组织外露的外伤性难愈性创面的疗效观察．中华关节外科杂志（电子版），2017，11（6）：666-670．

[32] 白志瑶，母美菊，尹春琼，等．自体富血小板血浆在难治性压疮中的疗效观察．实用检验医师杂志，2017，9（2）：111-113．

[33] 袁林，郭燕庆，于洪波，等．富血小板血浆治疗Ⅱ-Ⅲ期膝骨关节炎的疗效评价．中华关节外科杂志（电子版），2016，10（4）：386-392．

[34] 叶卿，陈小丽．耳穴压豆联合富血小板血浆注射治疗膝关节骨性关节炎36例．浙江中医杂志，2016，51（2）：139．

[35] 孙涛，栾景杰，高复峪，等．富血小板血浆对四肢粉碎性骨折患者骨折愈合的影响．中国医药导报，2016，13（36）：117-120．

[36] 强毅，袁志，段春光，等．富血小板血浆联合同种异体骨治疗非感染性骨不连的临床应用．现代生物医学进展，2016，16（11）：2087-2090．

[37] 刘祥霞，王晶，张泽敏，等．富血小板血浆（PRP）联合育红生肌膏在治疗深度创面中的临床疗效以及美学观察．中国美容医学，2016，25（12）：23-26．

[38] 蒋李青，方炳木，赵冬梅，等．富血小板血浆复合人工骨植骨治疗骨折不愈合并骨缺损．中医正骨，2016，28（12）：58-60．

[39] 冯光,郝岱峰,褚万立,等.自体单采富血小板血浆凝胶临床制作与应用.中华损伤与修复杂志(电子版),2016,11(5):334-339.

[40] Cai YU, Sun Z, Liao B, et al. Sodium Hyaluronate and Platelet-Rich Plasma for Partial-Thickness Rotator Cuff Tears. Med Sci Sports Exerc, 2019, 51(2): 227-233.

[41] Wu YT, Hsu KC, Li TY, et al. Effects of Platelet-Rich Plasma on Pain and Muscle Strength in Patients With Knee Osteoarthritis. Am J Phys Med Rehabil, 2018, 97(4): 248-254.

[42] Su K, Bai Y, Wang J, et al. Comparison of hyaluronic acid and PRP intra-articular injection with combined intra-articular and intraosseous PRP injections to treat patients with knee osteoarthritis.Clin Rheumatol, 2018, 37(5): 1341-1350.

[43] Wu YT, Ho TY, Chou YC, et al. Six-month efficacy of platelet-rich plasma for carpal tunnel syndrome:A prospective randomized, single-blind controlled trial. Sci Rep, 2017, 7(1): 94.

[44] Wu J, Zhou J, Liu C, et al. A Prospective Study Comparing Platelet-Rich Plasma and Local Anesthetic(LA)/Corticosteroid in Intra-Articular Injection for the Treatment of Lumbar Facet Joint Syndrome.Pain Pract, 2017, 17(7): 914-924.

[45] Hui Q, Chang P, Guo B, et al. The Clinical Efficacy of Autologous Platelet-Rich Plasma Combined with Ultra-Pulsed Fractional CO_2 Laser Therapy for Facial Rejuvenation. Rejuvenation Res, 2017, 20(1): 25-31.

[46] Zhang Z, Wang Y, Sun J. The effect of platelet-rich plasma on arthroscopic double-row rotator cuff repair: a clinical study with 12-month follow-up. Acta Orthop Traumatol Turc, 2016, 50(2): 191-197.

[47] 毛俊丽,王拓,孙勇,等.PRF的制备及保存方法的研究进展.西南国防医药,2016,(03):326-327.

[48] Wang X, Zhang Y, Choukroun J, et al. Behavior of Gingival Fibroblasts on Titanium Implant Surfaces in Combination with either Injectable-PRF or PRP. Int J Mol Sci, 2017, 18(2): 331.

[49] Fujioka-Kobayashi M, Miron R J, Hernandez M, et al. Optimized Platelet-Rich Fibrin With the Low-Speed Concept: Growth Factor Release, Biocompatibility, and Cellular Response. J Periodontol, 2017, 88(1): 112-121.

[50] Abuaf OK, Yildiz H, Baloglu H, et al. Histologic Evidence of New Collagen Formulation Using Platelet Rich Plasma in Skin Rejuvenation: A Prospective Controlled Clinical Study. Ann Dermatol, 2016, 28: 718-724.

[51] Elnehrawy NY, Ibrahim ZA, Eltoukhy AM, et al. Assessmet of the efficacy and safety of single platelet-rich plasma injection on different types and grades of facial wrinkles. J Cosmet Dermatol, 2017, 16: 103-111.

[52] Cameli N, Mariano M, Cordone I, et al. Autologous Pure Platelet-Rich Plasma Dermal Injections for Facial Skin Rejuvenation: Clinical, Instrumental, and Flow Cytometry Assessment. Dermatol Surg, 2017, 43(6): 826-835.

[53] Lee ZH, Sinno S, Poudrier G, et al. Platelet rich plasma for photodamaged skin: A pilot study. J Cosmet Dermatol, 2019, 18(1): 77-83.

[54] Moetaz El-Domyati M, Hossam Abdel-Wahab MD, Aliaa Hossam. Combining microneedling with other minimally invasive procedures for facial rejuvenation: a split-face comparative study. Int J Dermatol, 2018, 57(11): 1324-1334.

[55] Paterson KL, Nicholls M, Bennell KL, et al. Intra-articular injection of photo-activated platelet-rich plasma in patients with knee osteoarthritis: a double-blind, randomized controlled pilot study. BMC Musculoskelet Disord, 2016, 17: 67.

[56] Filardo G, Di Matteo B, Di Martino A, et al. Platelet-Rich Plasma Intra-articular Knee Injections Show No

Superiority Versus Viscosupplementation: A Randomized Controlled Trial. Am J Sports Med, 2015, 43(7): 1575-1582.

[57] Raeissadat SA, Rayegani SM, Hassanabadi H, et al. Knee Osteoarthritis Injection Choices: Platelet-Rich Plasma(PRP) Versus Hyaluronic Acid(A one-year randomized clinical trial). Clin Med Insights Arthritis Musculoskelet Disord, 2015, 8: 1-8.

[58] Smith PA. Intra-articular Autologous Conditioned Plasma Injections Provide Safe and Efficacious Treatment for Knee Osteoarthritis: An FDA-Sanctioned, Randomized, Double-blind, Placebo-controlled Clinical Trial. Am J Sports Med, 2016, 44(4): 884-891.

[59] Shen L, Yuan T, Chen S, et al. The temporal effect of platelet-rich plasma on pain and physical function in the treatment of knee osteoarthritis: systematic review and meta-analysis of randomized controlled trials. J Orthop Surg Res, 2017, 12(1): 16.

第五章

浓缩血小板血浆再生康复治疗各论

随着医学变得越来越专业化,学科之间有效沟通和协作变得越来越困难。相反,知识理论和技术方法相结合的"跨学科"研究往往是一个新领域的推动力。康复医学本身就有悠久的跨学科研究历史;而再生医学是近年来在组织修复与替代中快速发展的学科。再生康复正准备从多学科合作过渡到成为一个新的跨学科领域。美国物理治疗协会对再生康复医学的定义是,将康复和再生医学的原则和方法整合,发展创新和有效的方法,最终通过组织再生和修复促进功能恢复。再生医学的目标是恢复由于损伤和疾病导致的组织解剖结构的改变和生理功能的缺失,而康复医学的目标是使由于疾病、损伤、残疾,以及日益老龄化导致已丧失或退化功能的组织或器官尽可能得到恢复和重建,两者在任务与目标方面具有高度一致性。从学科本身了解,再生是康复的基础,而康复则是实现重建再生组织功能的手段。因此,它们之间的关系是互为因果与相互依存的。再生康复医学的形成和发展不仅仅是学科之间简单的连接或相加,而是整合了再生与康复的理论、技术、方法与治疗体系,以一个全新的认识和在一个更高的层面,实现人类达到完美修复与再生的梦想。再生康复从损伤和疾病即刻就开始介入,参与因疾病、衰老或创伤造成的组织或器官功能重建,使受损组织解剖结构和生理功能达到"完美"修复与再生,最终使患者生活和生存质量得以提高。对各种需要修复、再生、功能重建、慢性疾病康复,以及抗衰老等患者的治疗产生革命性的影响,在预防、延缓疾病发展和不同程度恢复失能方面将具有重要意义。这是一个新的机遇,也是一个新的挑战,是未来再生医学与康复医学发展的重要方向。

浓缩血小板技术是当前再生医学中应用较为普遍的一项技术,无论在软组织(皮肤、脂肪、神经、血管等)损伤、衰老后表现出的再生效果,还是在一些硬组织(骨、软骨)受损、改建中充当的再生角色均十分瞩目。在各论中,我们对浓缩血小板在各种组织衰老、损伤后再生调控的总结,将有助于未来再生康复医学的发展与提高,让机体达到理想的修复结局或延迟衰老导致的失能状态。

第一节 浓缩血小板血浆在骨科(促进骨修复)的临床应用指南

一、制定背景

骨折是指骨的完整性破坏或连续性中断。骨折 9 个月后仍未愈合,而且在 3 个月里,没有愈合迹象,则称为骨不连。骨折延迟愈合或骨不连产生的原因很多,如骨缺损、感染、营养不良、固定不稳、断端血供受损等。2014 年的一项纳入 51.2 万余人的"全国创伤性骨折发病率回顾性调查"报道：躯干、手臂、腿部创伤性骨折的人口加权发生率为 3.21/ 千人（其中男性 3.65/ 千人，女性 2.75/ 千人）。由此推论，我国 2014 年约有 439 万人（其中男性 256 万人，女性 183 万人）发生了创伤性骨折。骨不连是创伤后骨折的严重并发症，国外文献报道了肱骨、股骨和胫骨的骨不连发生率。其中肱骨骨折非手术型治疗的骨不连发生率为 4.17%、钢板内固定的为 3.07%、髓内钉处理的为 7.39%；股骨骨折包括金属板固定、外固定、髓内钉等治疗方法的骨不连占 4.80%；胫骨骨折的骨不连占 12.68%。

骨折病程长、延迟愈合或骨不连的危险因素很多，治疗难度大。骨折延迟愈合或不愈合产生疼痛、功能丧失以及社会心理扭曲等，导致患者生活质量下降、不能工作收入减少。尽快查明延迟愈合的风险因素，及时给予干预，减少医疗花费。研究认为，吸烟和糖尿病是导致骨折延迟愈合的危险因素，非甾体抗炎药（NSAID）的使用也会产生骨折延迟愈合。此外，软组织损伤和血管病变引发骨折并发症，增加延迟愈合或不愈合的风险。

浓缩血小板血浆（platelet rich plasma，PRP）的使用提高了骨折愈合的治疗效果。PRP来源于自体全血，通过体外处理形成浓缩含血小板成分的制剂，含有多种骨损伤自然修复时产生的生长因子。研究表明 PRP 具有促骨生成作用，可促进骨折、骨缺损、骨不连、骨坏死、骨质疏松、脊柱不融合、骨感染及牵张成骨等的愈合与修复。临床实践指南是临床医师和患者进行临床决策的最佳工具，最终目的是更加规范、合理及高效的诊治疾病。随着PRP 在骨科领域的研究和应用日益增多，近年来产生了新的临床循证医学证据。为更好地规范 PRP 在骨科领域的应用，基于当前的证据，制定了本指南。

二、浓缩血小板的骨修复机制

骨折愈合和骨骼组织修复主要包括两个阶段：第一阶段为初始合成代谢阶段，其特征是形成松质骨和血管的干细胞招募和分化，以及软骨形成。第二阶段是分解代谢阶段，其特征是软骨被吸收，同时也作为模板形成新骨以取代软骨。其后，骨痂组织被吸收，新形成的骨被原位重塑成皮质骨。整个愈合过程是相关细胞群体和再生组织内信号传递产生的生物学效应。骨折损伤初期局部组织产生了生物活性物质，充当骨愈合过程中局部和全身性的信使作用，具有促进骨折愈合的功效，这些生物性物质的异常可导致骨愈合异常。

（一）浓缩血小板含有多种生长因子

浓缩血小板的骨修复作用可能归因于其所含的成骨生长因子。浓缩血小板中的血小板被钙和 / 或凝血酶原激活后，血小板 α 颗粒通过胞吐作用释放多种生长因子，如血管内皮生长因子（VEGF）、血小板衍生生长因子（PDGF）、转化生长因子 -β（TGF-β）、胰岛素样生长因子（IGF）、表皮生长因子（EGF）等，这些因子都具有成骨作用。

血管内皮生长因子可通过调控血管内皮细胞的迁移、增殖和分化，从而支持、协调血管等结构的早期形成，同时可刺激成骨细胞分化，是骨修复过程中关键的生长因子。

血小板源性生长因子由骨折断端聚集的血小板大量产生，在整个愈合过程中持续高表达，能调控干细胞迁移和增殖，促进成骨细胞增殖、分化。

转化生长因子 -β 可诱导成纤维细胞和成骨细胞趋化和有丝分裂，调节细胞生长和成骨细胞增殖，诱导骨基质合成，使细胞外基质进行重塑，从而促进骨愈合。TGF-β 的减少可能与骨延迟愈合或骨不连相关。

生长激素（growth hormone，GH）/ 胰岛素样生长因子 -1（IGF-1）与骨延迟愈合或骨不连相关，它们参与间充质干细胞、骨膜细胞、软骨细胞、成骨细胞、破骨细胞的增殖和分化，调控骨基质形成，刺激成骨细胞和软骨细胞分泌血管内皮生长因子，促进血管生成。

表皮生长因子主要来源于血小板、巨噬细胞和单核细胞，可刺激血管生成，诱导成骨细胞和软骨细胞等间充质细胞的有丝分裂，促进软骨细胞、成骨细胞分化和增殖。

生长因子之间有联合促进作用，如 IGF 与 PDGF、IGF-1 与 TGF-β 对细胞增殖与细胞外基质的合成均有协同作用。

（二）浓缩血小板的抗炎作用

浓缩血小板中的白细胞诱导核因子 κB（nuclear factor kappa B，NF-κB）信号在与成纤维细胞和成骨细胞的作用下进一步放大炎性反应。TNF-α 作为炎症反应的关键细胞因子，可刺激释放 TGF-β。TGF-β 在炎症早期或低浓度时具有免疫刺激功能，可聚集炎症细胞；高浓度时则表现为抑制 T、B 淋巴细胞、巨噬细胞等炎症细胞的生长及活性，抑制细胞毒性 T 细胞，使机体免遭免疫攻击，产生抑制炎症反应的作用。

（三）浓缩血小板的抗感染作用

浓缩血小板的抗感染作用主要是基于其包含的血小板和白细胞。浓缩血小板中的血小板分泌抗菌肽，通过破坏细菌细胞膜，抑制微生物 RNA 合成、蛋白合成或蛋白折叠，灭活细菌毒素，激活细菌的自溶系统，进而发挥抗菌效应。白细胞可以介导细胞免疫，通过各种细胞因子和生物蛋白趋化，活化中性粒细胞，吞噬病原微生物。研究表明，含有大量白细胞的浓缩血小板可以有效降低金黄色葡萄球菌的滴度。Maghsoudi 等的体外抑菌实验显示，PPR 对金黄色葡萄球菌、大肠埃希菌、无乳链球菌、志贺菌属有抑菌效应，对铜绿假单胞菌、肺炎克雷伯菌、沙雷菌属无抑菌作用，全血则对上述细菌均无任何抑菌效果。

三、文献检索与证据评价

本指南采用 GRADE 分级方法，检索策略参考李幼平编写的《实用循证医学》。文献发表时间为自建库起至 2019 年 1 月。英文文献来源于数据库：Pubmed、Cochrane Library、Embase、Ovid EBMR 数据库、Web of Science 检索平台，检索词："platelet- rich plasma/PRP/ autologous conditioned plasma AND bone defect/fracture/ nonunion/osteoporosis"。中文文献来源于数据库：中国知网、万方数据知识服务平台，检索词："浓缩血小板血浆 /PRP AND 骨缺损 / 骨折 / 骨不连 / 骨质疏松"。纳入标准如下：①研究类型，国内外公开发表的、关于将浓缩血小板用于治疗的临床实验或体内外实验研究；②研究对象，各类骨科骨缺损、骨折、骨不连和骨质疏松患者或体内外实验模型；③干预措施，试验组 / 实验组使用了浓缩血小板，对照组未使用浓缩血小板或者常规治疗；④结局指标，愈合时间、愈合率或者骨量改善程度；⑤文献语种，限中英文。共检索获得英文文献 2 812 篇，机器排除重复剩余 873 篇，手工查重后剩余 674 篇。进一步阅读摘要分类：动物实验 394 篇，综述 73 篇，病例报告 70 篇，联合研究 22 篇，体外实验 18 篇，非浓缩血小板与骨骼 49 篇，口腔 31 篇。最终符合纳入条件英文文献 14 篇。检索到中文文献 533 篇，机器排除重复剩余 268 篇，手工查重后剩余 266 篇。进一步阅读摘要进行分类：综述 56 篇，细胞实验 2 篇，研究创口 4 篇，关节部分 4 篇，体外实验 2 篇，联合治疗 20 篇，病例报告 19 篇，非浓缩血小板直接相关 4 篇，动物实验 113 篇，口腔 17 篇，最终符合纳入条件的中文文献 25 篇（图 5-1-1）。

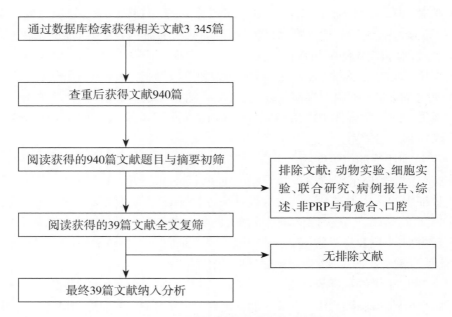

图 5-1-1　文献检索与证据评价流程图

四、推荐意见

（一）推荐意见 1

在治疗骨折方面,联合应用浓缩血小板可加速骨折愈合,缩短住院时间。

Wei 等的一项随机对照试验（RCT）研究（$n=276$）对比了自体骨移植、同种异体骨移植和同种异体骨移植联合浓缩血小板治疗跟骨骨折的疗效,显示术后第 24 个月和第 72 个月,自体骨移植组和同种异体骨移植联合浓缩血小板组的影像学评估结果相似,且均优于同种异体骨移植组,提示浓缩血小板增强了同种异体骨移植治疗移位性跟骨骨折的效果,与单独应用自体骨移植的疗效相当。Acosta 的一项 RCT 研究了（$n=16$）肱骨干骨折经功能性支架保守治疗后发生延迟愈合的患者,对比其应用自体髂骨移植、自体髂骨移植联合浓缩血小板的疗效,联合治疗组在术后第 20 周骨愈合完成,然而,单一治疗组的骨愈合时间平均需要 25 周,可见浓缩血小板的使用使得骨愈合时间快了 5 周。Daif 等报道了一项 RCT 研究（$n=24$）,对比了微型钛板螺钉固定或微型钛板螺钉固定联合浓缩血小板治疗下颌骨骨折的疗效,结果显示,在术后 3 个月和 6 个月,联合浓缩血小板组骨密度明显高于单纯手术组。Castillo-Cardiel 等做了一项 RCT 研究（$n=20$）,发现钢丝内固定联合浓缩血小板比单纯钢丝内固定能更好地治疗下颌骨骨折。骨折线处的骨密度和骨强度均优于对照组,骨再生时间提前 18%,差异均有统计学意义。

Samy 等也做了一项股骨颈骨折的 RCT 研究（$n=60$）,发现闭合复位空心螺钉内固定联合浓缩血小板的疗效显著提高,其骨折愈合时间少于单一治疗组,约减少 16%。Griffin 等的RCT 研究（$n=200$）报道闭合复位空心螺钉内固定联合浓缩血小板治疗老年髋关节囊内骨折患者的疗效显著,比闭合复位空心螺钉内固定组平均住院时间减少 34%。

（二）推荐意见 2

在治疗骨不连方面,浓缩血小板可加速骨不连的愈合,缩短住院时间。

　　高怡加等评价了 287 例浓缩血小板联合植骨治疗骨不连的作用，发现与单纯植骨相比，愈合率提高 13%，且愈合时间缩短。Ghaffarpasand 等的 RCT 研究（$n=75$）表明，在髓内钉或切开复位内固定术联合自体骨移植物的基础上，浓缩血小板比生理盐水提高了治疗长骨（股骨、胫骨、肱骨和尺骨）骨不连的疗效，愈合率增加 26%，愈合时间缩短 4%。赵子春等的 RCT 研究（$n=92$）中采用钢板、髓内钉、螺钉重新固定，加压骨折端或在骨折端周围植骨，对比是否联合浓缩血小板治疗股骨干缺血萎缩型骨不连的疗效。结果显示浓缩血小板组较对照组平均愈合时间缩短 20%，愈合率提高 16%。张松等的 RCT 研究（$n=47$）观察了自体浓缩血小板血浆联合骨髓间充质干细胞治疗长骨干骨不连的疗效，结果显示联合治疗组较自体骨髓间充质干细胞组的骨折平均愈合时间缩短 25%，愈合率提高 6%。

（三）推荐意见 3

　　针对骨折、骨不连、骨缺损患者，使用浓缩血小板不会增加不良事件的发生率，如感染、局部红肿疼痛等。

　　Wei 等的一项 RCT 研究（$n=276$）对比了自体骨移植、同种异体骨移植和同种异体骨移植联合浓缩血小板治疗跟骨骨折的不良事件发生率，结果显示同种异体骨移植联合浓缩血小板的不良事件发生率低于自体骨移植组和同种异体骨移植组，差异无统计学意义。Castillo-Cardiel 等的一项 RCT 研究（$n=20$）在钢丝固定基础上，对比了是否联合浓缩血小板治疗下颌骨骨折的不良事件，结果显示不良事件发生率无统计学差异。Ghaffarpasand 等的一项 RCT 研究（$n=75$），在髓内钉或切开复位内固定术联合自体骨移植物的基础上，对比了浓缩血小板或者生理盐水治疗长骨骨不连的不良事件，结果显示两组间的不良事件发生率无统计学差异。张松等的一项 RCT 研究（$n=47$）对比了自体骨髓间充质干细胞及自体浓缩血小板血浆联合骨髓间充质干细胞治疗长骨干骨不连的不良事件，结果显示两组不良事件的发生率无统计学差异。

（四）推荐意见 4

　　对于固定稳定的萎缩型骨不连，局部注射浓缩血小板可能会减少再次手术的概率。

　　Duramaz 等针对髓内钉治疗后出现长骨干骨不连患者的一项病例对照研究（$n=29$），对比了经皮注射浓缩血小板和更换髓内钉的疗效，两组的愈合时间差异无统计学意义，但浓缩血小板组的愈合率比对照组高 12.8%。赵子春等的一项 RCT 研究（$n=92$），采用钢板、髓内钉、螺钉重新固定，加压骨折端或在骨折端周围植骨，对比是否联合浓缩血小板治疗股骨干缺血萎缩型骨不连的疗效，结果显示浓缩血小板组的愈合时间、愈合率均优于对照组。张松等的一项 RCT 研究（$n=47$）对比了自体骨髓间充质干细胞及自体浓缩血小板血浆联合骨髓间充质干细胞经皮注射治疗长骨干骨不连的疗效，结果显示两组均有疗效，但联合治疗组骨折临床愈合时间、骨折愈合率、肢体功能、术后 3 个月骨痂 Fernadez-esteve 评分均优于单一治疗组。

（五）推荐意见 5

　　浓缩血小板可能会促进吸烟、糖尿病患者骨折、骨不连、骨缺损的修复。

　　目前尚无针对骨折、骨不连、骨缺损的患者，在吸烟、合并疾病（如糖尿病、免疫系统疾病）等情况下使用浓缩血小板的疗效对比，且部分 RCT 明确将此类患者作为入组的排除标准。在大鼠糖尿病骨折模型上，浓缩血小板使早期的细胞增殖和软骨形成正常化，改善愈合晚期的力学强度。浓缩血小板所含的 PDGF 具有招募骨祖细胞的能力，使之特别适合处理与骨质疏松症、糖尿病和吸烟等相关的骨缺损。

（六）推荐意见6

在治疗骨折、骨不连、骨缺损合并感染时，浓缩白细胞浓缩血小板可能优于贫白细胞浓缩血小板。

目前尚无对骨折、骨不连、骨缺损患者的RCT对比浓缩白细胞浓缩血小板与贫白细胞浓缩血小板的疗效差异，在修复合并感染的骨折、骨不连、骨缺损时，由于浓缩白细胞浓缩血小板中白细胞的抗炎作用，建议使用浓缩白细胞浓缩血小板。

（七）推荐意见7

浓缩血小板用量可以根据患者的具体情况（如骨缺损大小、创面大小与深度、创面是否有骨外露等）调整用量。

关于浓缩血小板的用量目前尚无统一标准，文献报道的每次使用剂量：跟骨骨折3~5ml，肱骨骨折10ml，股骨骨折12~15ml。

（八）推荐意见8

临床决策时，建议同时考虑成本-效益因素、患者的价值观与偏好、医生的经验等。

对于骨折、骨不连、骨缺损患者，可以选择的治疗方案较多，如手术、药物、骨移植等。联合使用浓缩血小板时，存在制备费用，但是部分研究显示可减少住院时间，需综合考虑成本-效益因素。同时，患者价值观及偏好等方面存在差别。但目前尚无关于浓缩血小板成本-效益以及患者价值观和偏好方面的研究发表。因此，在临床决策时，除权衡干预措施的利弊因素外，还需考虑上述因素的影响。

然而，现有临床研究之间存在较大的异质性，如患者年龄、纳入/排除标准、疾病严重程度、浓缩血小板的制备方法、浓缩血小板的组成和剂量、应用频率和次数、疗效评价方式等各个方面。上述异质性可能引起不同临床研究结果的不一致，为浓缩血小板的规范化临床应用带来了一定的阻碍和限制。我们将持续关注临床试验研究，更新指南内容。

（涂小林　袁　霆）

第二节　浓缩血小板血浆关节内注射治疗膝骨关节炎的临床应用指南

一、制定背景

骨关节炎是一种由多种原因引起的关节退行性疾病，其病理特点表现为软骨变性、磨损、纤维化、关节滑膜炎性病变、关节囊挛缩，韧带松弛或挛缩、肌肉萎缩无力等。骨关节炎可导致关节疼痛、畸形、活动功能障碍，严重影响中老年人群的身体健康和生活质量。随着中国社会人口结构老龄化的加速，由骨关节炎所带来的劳动力丧失、医疗费用负担以及相关的社会问题将越来越突出。

浓缩血小板血浆（platelet rich plasma，PRP）是通过离心的方式从全血中提取的血小板浓缩物，激活后血小板可释放多种生长因子和炎性调节因子，对关节软骨的修复以及代谢有积极的作用。2013年美国骨科医师学会（American Academy of Orthopaedic Surgeons，AAOS）首次将浓缩血小板纳入了膝骨关节炎（osteoarthritis，OA）的推荐治疗，其推荐意见是浓缩血小板对于症状性膝 OA 的治疗结论不确定,表述为不赞成也不反对浓缩血小板的使用。给出此推荐意见的原因在于 2013 年之前的临床数据其质量和级别尚不足以支撑得出确定的结论。随着近几年浓缩血小板在膝 OA 领域的广泛应用,高质量的临床研究数据越来越多,有必要结合最新的临床证据,以完善浓缩血小板在膝 OA 的治疗策略。

二、浓缩血小板治疗膝骨关节炎的机制

浓缩血小板浓缩含多种生长因子和炎症调节因子,大量的体内与体外实验已证实浓缩血小板具有保护软骨细胞、促进软骨愈合和减轻关节内炎症的作用,其作用机制包括:浓缩血小板抑制了白介素 -1β 或过度负重引起的软骨细胞核因子 κB(NF-κB)炎症通路的激活,浓缩血小板促进软骨细胞增殖和分泌细胞外基质,促进滑膜细胞分泌透明质酸等。这为临床上采用关节内注射浓缩血小板治疗膝 OA 奠定了基础。

三、文献检索与证据评价

按照 PICO 原则对临床问题进行解构,根据解构的临床问题进行证据检索:①检索数据库包括,Pubmed、Embase、Cochrane Library;②检索研究类型包括,系统评价、荟萃分析、RCT、队列研究等;③检索时间为建库至 2019 年 6 月 1 日,检索关键词为,"platelet-rich plasma(包括 platelet concentrate, plasma rich in growth factors, autologous conditioned plasma 等)、knee osteoarthritis、randomized",限定为 "humans",语言为中文和英文;④干预措施,浓缩血小板注射;⑤对照,空白对照或其他对照治疗;⑥结论指标,疼痛评分、功能评分、不良反应。共检索文献 707 篇,查重后为 211 篇,初筛文献摘要排除文献 132 篇,阅读获得的 79 篇文献全文,阅读全文后排除非随机对照临床研究,非骨性关节炎膝关节其他疾病的浓缩血小板治疗研究,浓缩血小板前后对照研究等,最终 17 篇文献入选(图 5-2-1)。

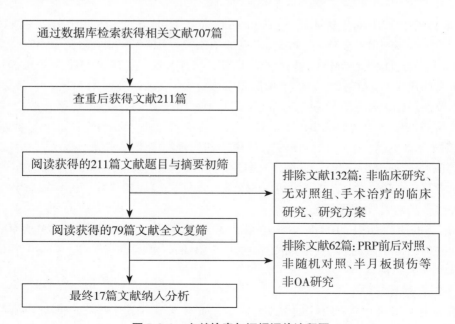

图 5-2-1　文献检索与证据评价流程图

根据最终文献分析,针对膝 OA 患者的症状如疼痛和功能、膝 OA 的严重程度、浓缩血小板的应用方式、可能存在的不良反应和注意事项等,给出推荐意见,推荐等级分为"推荐"或"可推荐"(表 5-2-1)。

表 5-2-1　文献检索与证据评价推荐意见

指南意见	推荐	参考文献
缓解关节疼痛	推荐	6~22
改善膝关节功能	推荐	6~22
提高患者满意率	可推荐	6~22
不增加不良反应	推荐	8, 10, 11, 16~22
适用于年轻或轻度膝骨关节炎患者	可推荐	7, 10, 15~18, 20, 22
多次注射好于单次注射	可推荐	10, 13, 19
PRP 注射前抽取关节液	可推荐	11
PRP 成本 - 效益比	可推荐	21

四、推荐意见

(一)推荐意见 1

在治疗膝 OA 方面,关节腔注射 PRP 可以缓解关节疼痛、改善膝关节功能、提高患者的满意率。

Dai 等评价了 PRP 对比透明质酸(hyaluronic acid, HA)或对比生理盐水治疗膝 OA 的有效性($n=1\ 069$)。在 PRP 与 HA 的对比中,有 4 项研究使用疼痛和功能评分评价干预措施有效性,有 4 项研究使用 WOMAC 总分评价干预措施有效性;在 PRP 与生理盐水的对比中,有 2 项研究使用 WOMAC 总分评价干预措施有效性,有 2 项研究使用 Lequesne 评分评价干预措施有效性。结果提示在注射后 6 个月时,与 HA 相比,PRP 在缓解疼痛和改善功能方面两者效果相当,在 12 个月时,PRP 优于 HA,且差异超过了临床最小改善率。与生理盐水相比,在注射后 6 个月和 12 个月,PRP 在缓解疼痛和改善功能方面均优于盐水。

Meheux 等的研究($n=739$)通过对一级证据进行纳入,使用定性系统评价的方式描述了 PRP 治疗膝 OA 的有效性,结果显示纳入的文章中除了一篇原始研究以外,均认为 PRP 在缓解疼痛和改善功能方面优于 HA。

Laudy 等的研究($n=1\ 110$)纳入了 10 篇相关文献,评价了 PRP 治疗膝 OA 的有效性,结果显示在注射后 6 个月时,与安慰剂相比,应用 PRP 的患者满意率较高。与 HA 相比,两者的患者满意率无差别。

(二)推荐意见 2

针对膝 OA 患者,关节腔注射 PRP 不会增加不良事件发生率,如感染、局部红肿疼痛等。

Dai 等的研究($n=1\ 069$)评价了 PRP 对比 HA 或对比生理盐水治疗膝 OA 的安全性。在

PRP 与 HA 的对比中,有 4 项研究报告了不良事件发生率,合并后的结果提示两者在不良事件发生率方面无统计学差异;在 PRP 与生理盐水的对比中,有 2 项研究报告了不良事件发生率,合并后的结果提示两者在不良事件发生率方面无统计学差异。

Shen 等的系统评价(n=1 423)纳入 14 项研究,评价 PRP 治疗膝 OA 的安全性,有 10 项研究报道了不良事件发生率相关指标,合并后的结果显示 PRP 与对照组相比,在不良事件发生率方面无统计学差异。

Laudy 等的研究(n=1 110)纳入 10 项研究,评价 PRP 治疗膝 OA 的安全性,结果显示注射 PRP 与对照组相比,在不良事件发生率方面无统计学差异。

(三)推荐意见3

关节腔注射 PRP 更适用于年轻、严重程度轻的膝 OA 患者。

Montanez-Heredia 等开展的一项 RCT 研究(n=55)比较了注射 PRP 与注射 HA 治疗 K/L/1,2,3 级的膝 OA 患者的疗效,结果显示两组均实现了疼痛的缓解,但在注射后 3 个月时 PRP 的效果明显。

Chang 等的一项系统评价(n=1 543)纳入 16 篇原始研究,评价 PRP 注射在治疗退行性膝关节疾病中的疗效,其在亚组分析中,将 K/L0,1,2 级以及 K/L3,4 级的患者进行分别合并分析。结果显示疾病严重程度越轻,疗效越明显。

(四)推荐意见4

为提高疗效,多次注射 PRP 可能更好地缓解疼痛,改善关节功能,却不会增加不良事件的发生率。若多次注射 PRP,建议注射的间隔时间不少于一周,间隔次数不少于两次。

Patel 等的一项 RCT 研究(n=78)比较了单次注射、双次注射 PRP,以及注射生理盐水治疗 Ahlback 1,2 期膝 OA 患者的疗效,结果显示单次注射与双次注射 PRP 在减轻疼痛、缓解症状方面无差异,但都优于注射生理盐水。但 Kavadar 等的一项 RCT 研究(n=102)比较了单次注射 PRP、双次注射,以及三次注射治疗 K/L3 级膝 OA 患者的疗效,结果显示 3 组在疼痛和功能评分方面均较治疗前改善,且随治疗次数的增加疼痛和功能的改善更加明显。

Chang 等的系统评价(n=1 543)纳入 16 篇原始研究,评价了 PRP 注射在治疗退行性膝关节疾病中的疗效。其在亚组分析中,按照注射次数 1,2,3,4 次分别进行合并分析,结果显示注射次数与效应之间没有明显的相关性,但注射次数 ≤ 2 次时疗效可能不显著。

针对安全性的问题,Patel 等的 RCT 研究(n=78)显示,注射 PRP 的两组受试者均有少数出现轻微的并发症,如恶心、头晕,未报道严重不良事件的发生。Kavadar 等的 RCT 研究(n=102)显示,单次注射、双次注射以及三次注射 PRP 的 3 组除了轻微的局部一过性疼痛或肿胀外,无严重不良事件发生。

(五)推荐意见5

伴有关节腔积液的膝 OA 患者可以接受关节腔注射 PRP 治疗,治疗前建议对积液进行抽吸。

Chen 等的一项队列研究(n=24)纳入伴有髌上囊积液的轻、中度膝 OA 患者,每月注射 PRP 1 次,连续 3 个月,结果显示注射两次后临床效果明显。但目前尚无针对关节腔积液的膝 OA 患者注射 PRP 前是否有必要进行积液抽吸问题的临床研究。然而,在关节腔注射其他药物方面有类似的研究报道,如 Zhang 等的一项 RCT(n=180)研究评价注射前是否抽吸积液对应用 HA 疗效和安全性的影响,结果显示应用 HA 前对积液进行抽吸可以更好地缓解疼痛以及改善功能。

（六）推荐意见6

临床决策时，建议同时考虑成本 - 效益因素、患者的价值观与偏好、医生的经验等。

对于膝 OA 患者而言，可以选择的治疗方案较多，如运动治疗、健康教育与自我管理、减重、口服药物、支具治疗等。与关节腔注射 PRP 相比，每种治疗方案在成本 - 效益因素、患者价值观及偏好等方面存在差别。目前尚无关于 PRP 成本 - 效益以及患者价值观和偏好方面的研究发表。因此，在临床决策时，除权衡干预措施的利弊因素外，还需考虑上述因素的影响。

（袁　霆　邢　丹　谢雪涛　余楠生　张长青）

第三节　浓缩血小板血浆治疗肌腱韧带损伤的临床应用指南

一、制定背景

肌腱病是指发生于肌腱、韧带或其止点的一类疾病的总称，包括临床常见的网球肘、肩袖损伤、髌腱炎、跖筋膜炎和跟腱炎等。肌腱病不仅高发于运动员和体力劳动者，而且易发于"久坐族"和老年人。在美国，每年有约 1 600 万次肌腱或韧带损伤发生。过去认为肌腱病是由炎症所致，所以称之为肌腱炎。近年大量研究发现，这类病变组织中并没有明显的炎性反应和炎性细胞，相应来说，"消炎"的非甾体类药物或皮质激素在治疗肌腱病时也并不能促进受损肌腱的愈合，反而延缓和破坏了肌腱的修复。然而，即使如此，临床上目前仍广泛使用非甾体类药物和激素封闭来治疗肌腱病。这种矛盾现象背后的主要原因在于：①目前尚缺乏明确的肌腱病治疗方案，临床医生只能根据经验对症治疗；②肌腱病的病因学和病理学复杂，目前仍未完全阐明。

肌腱是由排列整齐致密的胶原纤维组成。肌腱一旦受损，胶原纤维结构无法完全重建，导致愈合后的肌腱力学性能下降，受牵拉后容易发生再断裂。另外，肌腱相对其他组织来说血供贫乏，自我修复能力差，往往通过瘢痕愈合。PRP 的出现为肌腱、韧带的修复提供了新的思路和更好恢复的可能。

二、浓缩血小板治疗肌腱韧带的机制

大量的基础研究表明，浓缩血小板可促进肌腱细胞的增殖和纤维蛋白的合成，促进肌腱干细胞向肌腱细胞的分化。以浓缩血小板修复肌腱损伤，不仅能加速肌腱的修复，还可以增加肌腱的强度。

三、文献检索与证据评价

按照 PICO 原则对临床问题进行解构，根据解构的临床问题进行证据检索：①检索数据库包括，Pubmed、Embase、Cochrane Library；②检索研究类型包括，系统评价、荟萃分析、RCT、队列研究等；③检索时间为建库至 2019 年 6 月 1 日，检索关键词为，"platelet-rich plasma（包括 platelet concentrate、plasma rich in growth factors、 autologous conditioned plasma 等）、rotator cuff tears、elbow epicondylitis、anterior cruciate ligament（ACL）reconstruction、patellar tendinopathy、Achilles tendinopathy、acute Achilles rupture、Gluteal tendinopathy、randomized"，限定为"humans"，语言为中文和英文；④干预措施，浓缩血小板注射或手术中用于肌腱或韧带损伤的修复；⑤对照，空白对照或其他对照治疗；⑥结论指标，疼痛评分、功能评分、不良反应等，包括视觉模拟评分法（visual analogue scale，VAS）、西安大略肩袖疾病评分（Western Ontario rotator cuff，WORC），简明肩关节功能测试（simple should test）、美国足踝外科协会踝 - 后足评分（AOFAS ankle-hindfoot score）、生活质量量表（SF-36）、改良 Mayo 功能评分（modified Mayo clinic performance index）、Harris 髋关节评分（Harris hip score）、臂 - 肩 - 手功能障碍评分（disability of the arm，shoulder and hand，DASH）、患者报告结局（patient-reported outcome measures，PROMs）、牛津大学肩关节评分（Oxford shoulder score，OSS）、美国肩肘外科协会标准化肩关节评定量表（American Shoulder and Elbow Surgeons standardized shoulder assessment form）、Constant-Murley 评分（the Constant-Murley score，CMS）、国际膝关节评分委员会评分（IKDC）等评分系统。共检索文献 848 篇，查重后剩余 62 篇，初筛文献摘要排除文献 9 篇，阅读获得的 53 篇文献全文，阅读全文后排除非随机对照临床研究、改性浓缩血小板研究、浓缩血小板与干细胞等非临床常规新技术的研究等，最终 49 篇文献入选，入选的研究文献包括肩袖、跟腱、髌腱、交叉韧带，踝关节周围韧带的急性或慢性损伤（图 5-3-1）。

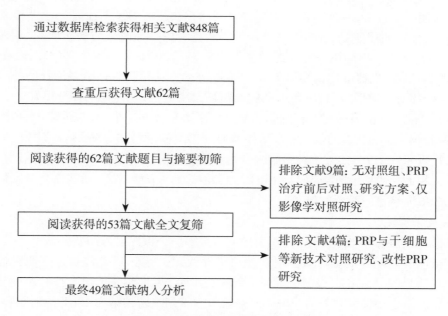

图 5-3-1　文献检索与证据评价流程图

根据最终文献分析，针对急性肌腱韧带损伤或慢性肌腱病患者的症状如疼痛和功能、肌腱韧带修复评价、浓缩血小板的应用方式、可能存在的不良反应等，给出推荐意见，推荐等级分为"推荐"或"可推荐"（表 5-3-1）。

表 5-3-1　文献检索与证据评价推荐意见

指南意见	推荐	参考文献
加速肌腱韧带愈合	可推荐	6~7、10、14、17~19、28、31~32、35、37、39~41、44~45、48~49、52
缓解疼痛	可推荐	6~54
改善功能	可推荐	6~54
超声引导下注射	推荐	8、10~11、13、18、20~21、23~24、27、29、33~34、36、46
不增加不良反应	推荐	8、19、27、29、30、32~34、54

四、推荐意见

（一）推荐意见 1

在治疗肌腱韧带损伤方面，浓缩血小板治疗（注射或手术植入）可以促进肌腱韧带修复、促进腱骨愈合、缓解疼痛、改善功能。

Mishra 等的一项随机对照临床研究（$n=230$）以浓缩血小板注射与针刺相对照治疗慢性网球肘，12 周的随访结论发现，浓缩血小板组与对照组无统计学差异；在治疗第 24 周，浓缩血小板组患者的症状与功能均显著优于对照组。Lim 等将浓缩血小板与物理锻炼相对照治疗网球肘，在治疗第 24 周显示，PRP 组患者的疼痛、肘关节功能、MRI 表现均显著改善，且明显好于对照组。Fitzpatrick 等的一项随机对照研究在超声引导下注射 PRP 与激素相对照治疗臀中肌、臀小肌肌腱病，治疗后 12 周 PRP 组患者的疼痛改善与功能恢复，明显优于激素组。Boesen 等的一项随机双盲对照前瞻性研究显示，PRP 组与安慰剂组相比，能明显减轻疼痛、改善功能，肌腱结构恢复得更好。Zhou 等的一项跟腱急性断裂治疗的前瞻随机对照研究显示，相对于对照组，PRP 组的肌腱断裂恢复得更快，功能疼痛评分更好。

Vogrin 等的一项前瞻随机双盲的临床研究以手术复合 PRP 行 ACL 重建，与单纯手术治疗对照，结论显示，PRP 组的骨 - 韧带交界面血管再生显著增加。Sanchez 等开展的一项随机对照试验研究（$n=12$），比较单纯跟腱缝合术和跟腱缝合术 +PRGF 覆盖治疗运动员跟腱断裂的疗效，结果显示跟腱缝合修复后 PRGF 覆盖组，在关节活动度、功能恢复及术后并发症方面均优于单纯修复的对照组患者。

（二）推荐意见 2

肌腱韧带损伤的非手术治疗，超声引导下将浓缩血小板注射入病变区。

目前虽没有高质量的临床数据对比超声引导或无引导下 PRP 注射治疗肌腱韧带损伤的临床治疗效果，但已有大量对比超声引导和无引导注射准确率的研究。超声引导下注射的准确率显著高于触诊引导下的注射。肌腱韧带为排列致密的结构，PRP 注射的容积有限，理论上和根据临床医生的经验，在超声引导下多点注射能更好地发挥 PRP 的治疗效果。

（三）推荐意见 3

浓缩血小板注射或术中植入可降低肌腱韧带修复术后再断裂率。

JO 等的一项随机对照研究显示，关节镜下修复中度和重度肩袖撕裂，实验组在肱骨大结节肌腱撕裂处注射 3 次 PRP，与常规修复作为对照组进行比较，发现 PRP 组肌腱再撕裂率为 3.0%，显著低于对照组的 20.0%（$p=0.043$）。Pandey 等的一项随机对照研究（$n=102$）显示，关节镜下修复中度和重度肩袖撕裂术后行 PRP 注射，与对照组相比，术后 24 个月，PRP 组肩袖再断裂发生率（3.8%）显著低于对照组（20%）。

（四）推荐意见 4

浓缩血小板注射治疗肌腱韧带损伤，必要时可采用 peppering technique 注射法（Pep 法）或多点注射。

PRP 注射修复肌腱韧带损伤，可根据损伤部位注射在肌腱韧带受损区或腱骨结合区，该区域较致密，常导致无法注射足量 PRP，必要时可采取病变区多点注射法或 peppering technique 注射法。

（五）推荐意见 5

浓缩血小板在肌腱或韧带的应用不会增加不良事件发生率。

在 PRP 修复肌腱或韧带损伤的临床应用中，所有记录不良事件发生的临床研究均显示 PRP 组与对照组相比，并不会增加不良事件发生率。Walsh 等在关节镜下结合 PRP 修复肩袖损伤的一项前瞻随机试验研究，随访时间 2 年，发现术中用 PRP 并没有增加不良事件发生率。Ruiz-Moneo 等的随机双盲对照临床研究记录显示 PRP 组与对照组均没有不良事件发生。

（杨星光　李　明　袁　霆　张长青）

第四节　浓缩血小板血浆治疗肌肉损伤的临床应用指南

一、制定背景

肌肉损伤是常见的运动损伤，一般除由直接外力作用引起肌肉挫伤外，主要是由间接外力作用下使肌肉发生拉伤。大腿后群肌、腰背肌、大腿内收肌等肌肉的运动损伤比较常见。肌肉损伤较为严重的可导致腱鞘炎或筋膜炎，甚至造成少量肌肉纤维坏死。急性肌肉损伤后一般以冰敷、制动、加压包扎、提高伤肢的 RICE 原则予以紧急处理，而后进行物理因子治疗、手法治疗、肌肉主动训练等康复手段进行治疗。浓缩血小板因其良好的安全性和促进细胞再生作用，可以作为治疗肌肉拉伤的辅助疗法。需要注意的是，用于这一方面治疗的浓缩血小板应是不含白细胞的血小板浓集物，因为白细胞介导的炎性反应会加重肌肉损伤。

二、浓缩血小板治疗肌肉损伤的机制

证据表明，浓缩血小板所含的 IGF-1、TGF-β、PDGF 等生长因子能够促进肌纤维增生，促进肌卫星细胞分化为肌细胞，在肌肉生长中起至关重要的作用。浓缩血小板也可能通过改变细胞因子释放、改变组织损伤后炎症反应的进程和其他途径参与肌肉再生修复。

三、文献检索与证据评价

以"浓缩血小板血浆、肌肉损伤"为检索词检索中国知网、维普网、万方数据知识服务平台，以"platelet-rich plasma/platelet rich plasma，skeletal muscle injury"为检索词检索 PubMed、Web of Science 数据库。文献发表时间为自建库起至 2018 年 12 月。共检索获得文献 505

篇,其中中文文献53篇、英文文献452篇,查重后共获得431篇,经过2次筛选,最终9篇英文文献入选(图5-4-1)。

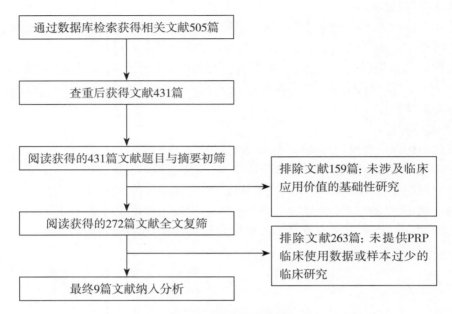

图 5-4-1　文献检索与证据评价流程图

四、推荐意见

目前关于浓缩血小板治疗肌肉损伤的基础研究和动物实验较多,临床研究较少,证据尚需不断完善和明确。一些研究报告了在使用浓缩血小板治疗肌肉损伤后患者的积极结果。

（一）推荐意见1

在治疗肌肉损伤方面,浓缩血小板注射治疗可能通过活化血小板释放的合成代谢生长因子促进肌肉恢复,并在此过程中潜在地减少疼痛、肿胀和恢复运动的时间,改善功能。

Wright-Carpenter 等通过对肌肉损伤的职业运动员注射 PRP 来观察 PRP 对肌肉损伤的作用。通过运动员恢复训练的时间和 MRI 来作为评价指标,结果显示较对照组,PRP 可以明显缩短运动员肌肉损伤修复时间,MRI 表现也优于对照组。

A Hamid 等通过观察 PRP 注射治疗 2 度腘绳肌损伤,发现其有促进恢复的效果,研究将急性 2 度腘绳肌损伤的患者随机分成 2 组,即 PRP 组和康复训练组,随后进行为期 16 周的观察。以患者返回运动训练的时间和返回运动训练后维持的时间作为参考指标,结果显示 PRP 组表现好于康复训练组。

（二）推荐意见2

肌肉损伤后在超声引导下将 PRP 注射入病变区,起到良好的疗效。

Bubnov 等观察了超声引导下注射 PRP 对运动员肌肉损伤的治疗效果。通过 VAS、肌力、关节活动度和超声作为评价手段,结果显示 PRP 组疼痛减轻更快、更明显,肌力和关节活动度恢复更快,超声影像表现也优于对照组,该研究认为 PRP 可以有效促进肌肉恢复。

此外,另有文献有不同的结论:在一项双盲随机对照试验中,Reurink 等评估了 80 例患者,将 PRP 注射与安慰剂盐水注射进行比较,所有患者均接受标准康复治疗,随访 6 个月,恢复比赛时间和再伤率无明显差异。临床上 PRP 改善肌肉愈合的原理仍然是难以捉摸的,应该在未来的研究中进一步深入。

腘绳肌损伤是常见的运动损伤,复发率高(34%)。近年来,PRP 注射作为加速腘绳肌损伤愈合的潜在治疗方法已越来越受到欢迎。但 PRP 注射联合康复治疗是否比单纯康复治疗减少急性腘绳肌损伤的恢复时间? 2018 年 Manduca 等检索文献,共检索出三项随机对照试验。与单独康复相比,一项研究显示有益处,而另外两项显示没有益处。一项研究报告了在急性腘绳肌损伤后注射 PRP 可改善疼痛、超声再生指征和恢复时间;然而,更多的研究显示没有益处。文献检索表明 PRP 注射在腘绳肌损伤中获益的证据相互矛盾。目前,几乎没有临床证据支持 PRP 在骨骼肌损伤中的应用。PRP 疗法的未来不仅在于寻找最好的药物或材料、最合适的适应证,更要注重构思组合应用。此外,随着我们对愈合机制的理解,成品化的同种异体 PRP 制品可能成为运动损伤解决方案的一部分。

目前关于 PRP 注射治疗肌肉损伤的临床研究取得了一定的成绩,在 PRP 治疗的肌肉损伤中,炎症状态的改善、纤维化瘢痕的缩小和实质的恢复也得到了证实,与仅接受康复治疗的患者相比,经 PRP 局部注射和康复治疗后出现急性肌肉紧张的患者 / 运动员表现出更早的"重返赛场"、更快地缓解疼痛,短期和长期内不会显著增加再次受伤的风险,总体显示有效的结论多于无效的结论。尽管有令人鼓舞的发现,但现今的对于机制方面的了解可谓甚少,还有比如合适的 pH、合适的浓度、合适的注射时机、注射部位等一系列问题迫切需要继续深入研究和解决,以确定和验证 PRP 对骨骼肌再生的有效治疗效果。

(许　卓　杨润功)

第五节　浓缩血小板血浆治疗周围神经损伤的临床应用指南

一、制定背景

周围神经损伤在临床上非常多见,因各种原因引起神经轴索中断或神经断裂,将导致神经支配区域感觉、运动、营养等功能障碍,同时也可伴随一系列阳性症状,如反射亢进、痛觉过敏和疼痛。神经纤维损伤后在一定的条件下可出现再生现象,通常是在神经纤维急性断裂 72 小时后开始自行修复,由近端神经轴突发出神经轴芽向远端生长。在神经缝合或松解后,断裂的施万细胞增生、连接对合,在 6~8 天后断端以远的轴突开始增生呈芽状,每条损伤的神经纤维生发出细小的轴突,同时发出多个施万细胞管的自生轴突,但通常只有再生纤维会继续生长,并且逐渐增粗,远端神经可被新生的轴突主动识别,其相对应的终末组织可以指引新生轴突的生长,说明神经再生过程表现出明显的趋化性质,因终末靶器官能产生诱导性的蛋白成分。

周围神经损伤后原则上应尽早进行修复治疗,目前主要的方法包括手术治疗、药物治疗、物理治疗和基因治疗等。脑源性神经生长因子(brain-derived growth factor, BDNF)、胰岛素样生长因子(IGF)、胶质细胞源性神经营养因子(glial cell derived neurotrophic factor, GDNF)、血管内皮细胞生长因子(VEGF)等均是近年发现的对运动神经元具有营养活性的细胞因子。

自体 PRP 是从患者自身新鲜血液中提取的含高浓度血小板的血浆,其内也含有高浓度的生长因子和细胞因子,这些因子具有促进细胞增殖、分化、趋化和刺激血管化等多方面作用。同时因其良好的安全性和促进细胞再生作用,可以作为治疗周围神经损伤的辅助疗法。

二、浓缩血小板治疗周围神经损伤的机制

周围神经损伤后在局部容易形成纤维化及瘢痕,不利于神经的再生修复,然而 PRP 有较强的局部止血作用、防止瘢痕形成、促进创面修复愈合,其中含有大量与创伤愈合相关的生长因子可促进和诱导周围神经的再生修复。PRP 浓缩含纤维素、纤连蛋白以及由血小板分泌的多种生长因子,包括血小板衍生生长因子(PDGF)、转化生长因子(TGF)、表皮样生长因子(EGF)、血管内皮生长因子(VEGF)、成纤维细胞生长因子(fibroblast growth factor,FGF)、胰岛素样生长因子(IGF)等,这些因子均在创伤愈合过程中发挥着至关重要的作用。

三、文献检索与证据评价

以"浓缩血小板血浆、神经损伤"为检索词检索中国知网、维普网、万方数据知识服务平台,以"platelet-rich plasma/platelet rich plasma, nerve injury"为检索词检索 PubMed、Web of Science 数据库。文献发表时间为自建库起至 2018 年 12 月。共检索获得文献 126 篇,其中中文文献 52 篇、英文文献 74 篇,查重后共获得 103 篇,经过 2 次筛选获得 69 篇文献,详细阅读文献最终 5 篇英文文献入选(图 5-5-1)。

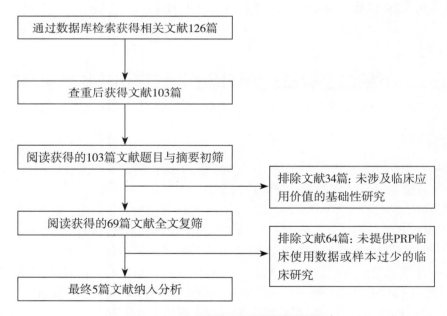

图 5-5-1 文献检索与证据评价流程图

四、推荐意见

目前关于 PRP 治疗周围神经损伤的基础研究和动物实验不太多,临床研究更少,证据尚需不断完善和明确。一些研究报告了在使用 PRP 治疗周围神经病变或损伤后患者的积极结果。

（一）推荐意见 1

在治疗麻风性周围神经病方面，PRP 注射治疗可能通过活化血小板释放的血管内皮生长因子和其他生长因子促进神经修复，并在此过程中潜在地减少疼痛和改善功能。

Anjayani 等通过随机对照双盲试验证实对麻风性周围神经病患者局部注射 PRP，注射两周后，PRP 组能够显著提高麻风性周围神经病部位的两点辨别觉和缓解疼痛。

Ravindran 等对 Anjayani 等进行的随机对照双盲试验进行了评价，认为对麻风性周围神经病患者局部注射 PRP 能促进麻风患者外周神经病变敏感性的改善。

（二）推荐意见 2

周围神经损伤后在超声引导下将 PRP 注射入病变区，起到良好的疗效。

Wu 等观察了超声引导下注射 PRP 对腕管综合征正中神经损伤治疗效果，结果显示 PRP 治疗腕管综合征 6 个月安全有效，能够缓解疼痛和改善功能。

（三）推荐意见 3

浓缩血小板局部使用可以改善神经损伤导致的营养问题。

Wróbel-Dudzińska 对 25 例神经营养性角膜病变患者进行了滴注前后的对比研究，结果提示 PRP 治疗神经营养性角膜病变有效。

目前关于 PRP 注射治疗周围神经损伤的临床研究取得了一定的成绩，PRP 治疗周围神经损伤能够缓解疼痛、提高感觉功能、改善神经敏感性和神经营养问题。总体显示有效的结论多于无效的结论。尽管有令人鼓舞的发现，但现今的对于机制方面的了解可谓甚少，还有比如合适的浓度、合适的注射时机、注射部位等一系列问题迫切需要继续深入研究和解决，以确定和验证 PRP 对周围神经再生修复的有效治疗效果。

（四）推荐意见 4

下牙槽神经（IAN）侧支化术中加用 PRF 能够促进下牙槽神经退化后神经感觉功能障碍恢复、缩短治疗时间。

Khojasteh 等观察下牙槽神经（IAN）侧支化术中加用 PRF 治疗下牙槽神经退化后神经感觉功能障碍的恢复情况。共有 14 例患者，实验组常规 IAN 侧支化手术后将 PRF 置于 IAN 上，并用胶原膜导管保护。对照组仅行常规的 IAN 侧支化手术。术后 3 个月、6 个月、12 个月评估神经感觉功能障碍，记录神经感觉障碍（NSD）、主观两点辨别试验（TPD）和轻接触试验（SLT）数据。在第 6 个月随访时，实验组出现正常感觉的患者数更多，但第 12 个月随访时两组结果相同。6 个月时实验组的 TPD 可观察到更精确的感觉、SLT 评分更好。虽然两组在 12 个月的随访中具有相似的结果，但是改良技术在 6 个月内加速了神经愈合，缩短了疾病治疗时间。

（杨润功　许　卓）

第六节　浓缩血小板治疗椎间盘性背痛的效果

一、制定背景

椎间盘是相邻椎体之间的纤维结缔组织结构，由髓核、纤维环以及相邻椎体的终板组成，是脊柱负荷的主要承载和缓冲结构。除纤维环的周边部分，其余部分无直接血液营养供应,这种特殊结构使其较其他组织更易于退变。所谓椎间盘退变性疾病(degenerative disc disease, DDD)是指椎间盘在多种因素的综合作用下发生变性,进而引起生物力学特性改变,造成脊柱不稳,甚至刺激或压迫脊髓、神经根或椎动脉,引起一系列临床症状和体征的综合征,如颈腰椎间盘突出症、颈椎病、退变引起的椎间盘源性腰痛、退变性颈腰椎不稳症和退变性颈腰椎管狭窄症等。

椎间盘退变性疾病是脊柱外科的常见病、多发病,是下腰痛最常见的原因,严重影响患者生活质量和工作能力。治疗目前主要有手术和非手术两类方案。非手术治疗有卧床休息、推拿按摩、热疗、药物治疗、经皮阻滞、经皮电神经刺激和髓核化学溶解术等。但这些措施不针对退化的根本原因,无法延缓疾病的自然进展;而且随着疾病的进展,保守治疗效果逐渐变差。手术治疗包括椎间盘切除术、脊柱融合术和人工椎间盘置换术等。但手术治疗长期效果并不十分理想,且易导致很多潜在的并发症,包括再次突出、假关节形成与相邻节段出现病变等。近年来,包括浓缩血小板注射在内的各种生物治疗方法(其他如生长因子治疗、基因疗法、组织工程、干细胞治疗等),为疾病的治疗提供了新的思路,逐渐获得广泛研究和关注。

二、应用基础

椎间盘的主要成分有胶原、蛋白多糖、水、非胶原蛋白和少量弹性纤维。椎间盘的退变被认为是由髓核细胞外基质的变化导致的。病理上以髓核细胞活力减少、数量减少、蛋白多糖合成减少、髓核脱水和代谢废物增多为特征。多项体外研究显示,浓缩血小板能促进椎间盘细胞增殖、细胞外基质合成和软骨分化,并能显著减少导致退变的促炎细胞因子。对动物实验研究的荟萃分析也表明,浓缩血小板局部注射能减轻椎间盘退变程度,恢复椎间盘高度,对延缓椎间盘退变有良好的应用前景。

三、文献检索与证据评价

本节推荐采用 GRADE 分级方法,检索策略参考李幼平编写的《实用循证医学》。文献时间跨度为自建库起至 2018 年 12 月。英文文献来源于: Pubmed、Google Scholar、Web of Science 和百度学术检索平台,英文检索词: "platelet rich plasma/PRP AND intervertebral disc/intervertebral disc degeneration/diseases of disc degeneration"。中文文献来源于数据库: 中国知网、万方数据知识服务平台;中文检索词: "浓缩血小板血浆 /PRP 和椎间盘 / 椎间盘退变 / 椎间盘疾病"。纳入标准: ①研究类型,国内外公开发表的、关于将 PRP 用于椎间盘源性疾病治疗的临床研究;②干预措施,试验组 / 实验组使用或联合使用 PRP,对照组未使用 PRP 或者常规治疗。共检索获得文献 56 篇,排除重复、书籍内容和综述类剩余 24 篇。其中体外研究 6 篇,动物实验 11 篇,临床研究 7 篇。临床研究中排除摘要 3 篇、单病例报道 1 篇和无对照研究 2 篇。仅 1 篇符合要求(图 5-6-1)。

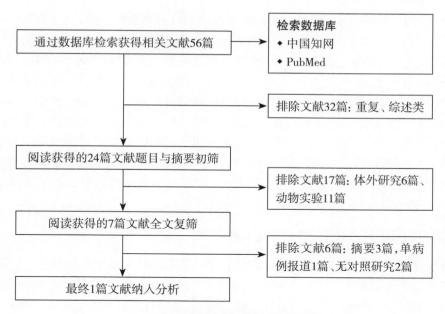

图 5-6-1　文献检索与证据评价流程图

四、临床应用推荐

依据一项前瞻性随机双盲临床研究,自体浓缩血小板局部注射能显著改善椎间盘性背痛。

在这项研究中,研究者比较了 PRP 注射组(29 例)和对照组(18 例)8 周后的多项指标,如功能评分指数(FRI)、疼痛数字评分表(NRS)、简明健康问卷中的疼痛和身体功能项、北美脊柱外科协会改良结局调查表。结果显示 PRP 注射组上述指标均有显著改善,并且 FRI 指标的改善维持了至少一年。治疗期间没有任何不良事件,诸如感染、神经损伤或病情进展发生。

不过需要指出的是,虽然动物试验显示 PRP 局部注射可以延缓或改善椎间盘退变,但是目前尚无临床研究证据支持。

（赵　　鸿）

第七节　浓缩血小板血浆治疗创面的临床实践指南

一、制定背景

创面愈合问题一直是整形修复领域工作的重点之一。创面愈合是一个复杂的病理生理过程,它是由多种细胞、细胞外基质及细胞因子共同参与,互相高度协调,出血、炎症反应、增殖及重塑四个渐次发生又相互重叠的过程。目前关于慢性难愈创面愈合障碍的机制尚不完全清楚,尽管临床上治疗方法众多,但是治疗效果并不令人满意。创面发病率日益增高,严重影响患者的生活质量并增加患者经济及社会医疗资源负担。虽然传统的创面治疗方法已取得了不错的进展,但仍有其局限性。来源于自体或异体全血的浓缩血小板血浆(platelet rich plasma，PRP）是经过体外相关处理后的具有高浓度血小板的制剂，其中所富含的生长因子具有促进组织生成与修复作用，这使PRP有效促进创面愈合。

制定临床实践指南是帮助临床医生以及患者进行临床决策的最佳工具，能规范、合理、高效地诊治疾病，从而更加有效地指导临床实践。目前，在创面诊治领域有多部指南发布，其中对各种创面类型进行了多种治疗方案推荐意见说明，但其中并未对PRP治疗创面进行相关详细推荐或描述。目前国内外亦无PRP治疗创面的相关指南发表。随着PRP治疗创面的相关研究和应用逐渐增多，近年来产生了许多临床循证医学证据。为更好地规范PRP应用于创面治疗，中华康复医学会再生医学与康复专业委员会依据国内外制定指南的方法学和步骤，以当前的最佳证据，制定了《浓缩血小板血浆治疗创面的临床实践指南（2019版）》（下述简称《指南》）。

二、浓缩血小板促进创面愈合的机制

创面愈合是一个复杂的持续过程，创面愈合的影响因素主要与修复细胞、生长因子、炎性细胞和细胞外基质有关，而来源于血小板的生长因子发挥了重要作用。血小板可以促进趋化、细胞黏附、有丝分裂、增殖和血管生成，血小板还具有抑菌及止痛作用。PRP可释放多种趋化因子、生长因子和纤维蛋白等成分对创面修复具有重要促进作用。在创面修复早期，PRP可激活纤维蛋白原形成纤维蛋白凝块，从而促进创面止血，对创面具有封闭作用。PRP不仅在创面修复早期具有重要作用，在整个创面修复过程中都发挥着重要作用。这些因素的共同作用依次促进，包括：①通过诱导新生血管中的内皮细胞迁移、增殖、分化、成管和稳定，使受损组织的血管再生；②通过成纤维细胞的迁移、增殖和活化修复受损细胞外基质（包括结缔组织等）；③促使间充质干细胞增殖和向组织特异性细胞分化。另外，趋化因子、细胞因子和生长因子可以活化参加修复的各类细胞，包括巨噬细胞、粒细胞和间充质细胞。在慢性创面中，PRP除以上作用，还可抑制促炎信号通路和释放抑炎因子，从而抑制过度的炎症反应，促进慢性创面愈合，提供充足的生长因子，激活进入增殖期，甚至可能加速上皮化。

三、文献检索与证据评价

本《指南》以临床实践指南构建方法学，符合美国医学科学院（Institution of Medicine，IOM）、指南研究与评价工具（Appraisal of Guidelines Research and Evaluation，AGREE）Ⅱ及世界卫生组织指南制定手册对于临床实践指南构建的概念与过程框架。本《指南》由中国康复医学会再生医学与康复专业委员会发起并负责制定，由本领域的循证医学专家提供方法学和证据支持。指南终端使用者：整形外科医师、烧伤科医师、普外科、骨科医师、护士等。指南目标人群：适用于PRP治疗急、慢性创面的患者。针对PRP对不同创面愈合的有效性以及应用方式提出推荐意见。以"浓缩血小板血浆、创面"为检索词检索中国知网、万方数据知识服务平台，以"platelet-rich plasma/platelet rich plasma，wound"为检索词检索PubMed、Web of Science数据库。文献发表时间为自2008年1月起至2019年12月。共检索获得文献573篇，其中中文文献206篇、英文文献367篇，查重后共获得568篇，对题目与摘要初筛，排除未涉及临床应用价值的基础性研究、综述类文献等非临床研究，将获得的102篇文献全文复筛，排除未提供PRP临床使用数据或样本过少的临床研究，最终34篇文献入选（图5-7-1）。入选的文献中，有关PRP治疗慢性难愈性创面，有8篇关于临床病例研究的中文文献和2篇英文文献，以及1篇关于系统评价的英文文献；有关PRP促进创面愈合的研究,英文文献 3 篇(包括 2 篇 RCT 研究和 1 篇系统综述),中文文献 0 篇;有关 PRP 治疗烧伤创面,中文文献 7 篇,英文文献 1 篇;有关 PRP 治疗糖尿病足溃疡创面,中文文献 2 篇,英文文献 2 篇,其中中英文文献各有一篇荟萃分析;有关 PRP 治疗静脉性溃疡创面,中文文献 1 篇,英文文献 4 篇;有关 PRP 治疗供皮区创面、电烧伤残余创面,中文文献各 1 篇,英文文献 0 篇。然后使用推荐意见分级的评估、制定和评价(grading of recommendation assessment, development and evaluation, GRADE)方法对证据体的质量进行评价并对推荐意见进行分级。由指南支持组在指南专家组指导下,审阅文献并采用人工方法进行证据质量评级,形成"高""中""低"分级;指南专家组对筛选的文献进行审阅,在审核文献证据质量评级的基础上提出各自的"推荐"或"可推荐"意见。最后由执笔人汇总专家意见(≥ 2/3),形成证据评价等级和推荐意见(表 5-7-1)。

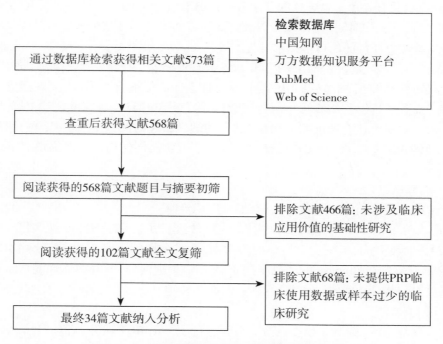

图 5-7-1　PRP 在创面修复方面文献检索筛选情况

表 5-7-1　PRP 用于不同类型创面治疗的证据等级与专家推荐情况及参考文献

创面类型	证据等级	专家推荐	参考文献
慢性难愈性创面	高	推荐	9~19
糖尿病足溃疡创面	高	推荐	28~31
下肢静脉性溃疡创面	中	可推荐	32~36
烧伤创面	中	可推荐	20~27
供皮区创面	低	可推荐	37
电烧伤残余创面	低	可推荐	38
新鲜外伤创面	低	可推荐	7

四、推荐意见

（一）推荐意见1

PRP可促进创面愈合，缩短创面愈合时间。

Saeed Mohammadi等的一项RCT研究（$n=110$）比较应用PRP凝胶的实验组和单纯使用传统创面敷料的对照组，研究PRP促进创面愈合的相关作用。评估了患者服用抗生素的时间、疼痛感和恢复日常活动的时间，同时对创面血管新生和胶原生成进行测定分析。结果提示使用了PRP的患者创面愈合速率提升显著，且患者疼痛感轻，使用抗生素时间更短，可以让患者更快地恢复日常活动。

Frederic Picard等的研究（$n=236$）纳入了7篇相关文献，对PRP促进伤口愈合作用进行评价，结果提示共有6篇文献报道的促愈合作用具有统计学意义。其中3篇RCT研究对愈合时间、恢复日常工作时间、生活质量以及疼痛感方面进行了评估分析。另外3篇前瞻对照研究则对实验性急性创面的愈合速率进行了评价。

Kazakos等对59例急性软组织损伤（包括开放性骨折、闭合性皮肤损伤、烧伤）的患者进行了随机对照研究，评估应用PRP凝胶对急性创面的促愈合作用，主要观察指标为临床治愈率和/或实现足够的组织再生以进行重建手术所需时间。研究发现经PRP凝胶治疗后，第1，2，3周伤口愈合速度明显加快，其平均塑性重建时间为21.96天，与对照组40.60天相比显著缩短。结果提示PRP凝胶治疗可在管理急性创伤伤口方面提供有价值和有效的治疗。

（二）推荐意见2

PRP治疗难愈性创面疗效确切，具有临床应用价值。

YiJun Xia等对PRP治疗难愈性创面的疗效进行了荟萃分析，共纳入了15项RCT（$n=630$），目的是评估与传统伤口换药护理相比，在难愈性创面中PRP的治疗作用，结果显示经PRP治疗后难愈性创面愈合数量高于传统伤口护理治疗，且在第4周随访时也得到同样的结果。结果提示PRP是治疗慢性难愈创面的一种制备简易、效果显著、有价值且安全的治疗方法。

Rainys D等对69例下肢难愈性溃疡患者进行了一项RCT研究，评估自体PRP凝胶与传统疗法在治疗下肢难愈性创面中的有效性。研究选择了8周的研究方案或是观察到创面完全愈合，观察内容为伤口缩小、肉芽组织形成、创面微生物变化和PRP治疗安全性评估。溃疡面积完全上皮化率PRP治疗组为25.71%、对照组17.64%，伤口尺寸缩小率PRP组为52.35%、对照组为33.36%。结果提示PRP的应用在创面覆盖方面优于常规治疗。然而，自体PRP组在治疗结束时观察到更频繁的伤口污染，研究期间未发现严重不良事件，两种治疗方法被认为是同样安全的。结果提示自体PRP凝胶在各种病因性腿溃疡中的局部应用具有减小伤口的有益结果，并诱导肉芽组织的形成。然而，它与更频繁的微生物伤口污染有关。

2008年，郭彦杰等对采用PRP注射治疗下肢慢性难愈合伤口的47例患者进行随访分析，随访时间为4个月。首次注射PRP2个月后，34例伤口明显缩小，坏死组织及脓苔清除，组织色泽健康，血供良好，外露骨或肌肉组织被新生肉芽组织覆盖。4个月随访时，无肌肉和骨组织外露患者，创面覆盖率79.3%±18.0%，总治愈率29.8%。治疗前创口体积（11.8±5.6）ml，治疗后为（2.5±2.7）ml，创口体积缩小（9.3±4.9）ml，治疗前后创口体积比较差异有统计学意义（$p < 0.05$）。术前 23 例合并骨折未愈合者，随访 4 个月时骨折完全愈合 9 例，骨痂生长明显增多 12 例，无明显改变 2 例，均无骨髓炎征象加重。细菌培养阳性结果 15 例。结果提示 PRP 能有效促进软组织缺损修复，加速下肢慢性难愈合伤口愈合。

2016 年，赵月强等将 49 例慢性难愈创面患者随机分为 PRP 治疗组和常规换药对照组。PRP 组 23 例患者给予清创加自体 PRP 伤口内注射和凝胶覆盖，1 周更换 PRP 凝胶，共治疗 3 次；对照组 26 例患者采用传统换药为主的治疗方法，治疗过程中根据情况采用植皮术、皮瓣转移等手术方法加速创面愈合。3 周后观察治疗效果，结论表明 PRP 凝胶能有效促进难愈创面软组织缺损修复、增加局部血运、加速慢性难愈合伤口愈合。并且与传统负压引流系统相比，在伴有骨或肌腱外露的慢性难愈创面治疗上，PRP 能取得更好的治疗效果。

2017 年，杨蔡伟等报道了 30 例难愈骨或腱性组织外露创面患者在进行清创处理后，均运用自体 PRP 伤口内注射进行治疗，观察创面愈合情况。结果显示首次 PRP 注射治疗 10 天后创面修复情况良好，与 PRP 治疗前相比差异有统计学意义（$p < 0.05$）。PRP 治疗前的创面体积为（12.75 ± 2.46）ml，PRP 治疗 2 次后的创面体积为（3.22 ± 1.14）ml，比较治疗前后的创面体积，差异有统计学意义（$p < 0.05$）。PRP 治疗 2 次后的平均创面覆盖率显著高于治疗前（$p < 0.05$）。PRP 治疗 2 次后的创面愈合率为 33.33%。结果提示难愈性骨创面或腱性组织外露创面运用自体 PRP 治疗，能够有效促进软组织修复、加快创面愈合、缩短治疗周期，值得推广。

2017 年，陈伟炳等报道将 60 例难愈性溃疡创面患者分为观察组与对照组，观察组采取富血小板血浆联合异种皮治疗，对照组行异种皮治疗，比较两组创面愈合效果等指标。观察组治疗第 7, 14 天创面愈合率分别为（72.70 ± 2.96）%、（86.45 ± 3.47）%，创面肉芽生长评分分别为（3.24 ± 0.35）分、（4.64 ± 0.42）分，均显著高于对照组的（61.43 ± 2.04）%、（73.12 ± 3.33）%、（1.35 ± 0.23）分、（2.38 ± 0.59）分，差异有统计学意义（$p < 0.05$）；观察组平均创面愈合时间、住院时间、治疗后 VAS 均显著少于对照组（$p < 0.05$）。结果表明 PRP 联合异种皮治疗难愈性溃疡创面疗效明确，能明显促创面肉芽生长，减轻患者疼痛。

2018 年，谷宝凤等报道了将 64 例慢性难愈合性创面患者随机均分为常规创面处理的对照组和予以 PRP 治疗的 PRP 组。比较两组患者愈合时间、创面内肉芽组织血管内皮细胞生长因子（VEGF）含量、VAS 疼痛评分以及临床疗效，结果表明 PRP 组患者创面愈合时间短于对照组（$p < 0.05$）；治疗后两组 VEGF 含量均有所提高，且 PRP 组提高幅度更大（$p < 0.05$），治疗后对照组 VAS 疼痛评分有所提高，PRP 组疼痛评分降低（$p < 0.05$）。PRP 组显效率（75.0%）高于对照组（68.8%）。结论表明相对于常规治疗，PRP 治疗慢性难愈性创面临床效果更佳，其操作简单，同时对机体的损伤较小，故具有较高的临床应用价值和社会效益，值得推广。除以上文献报道外，马锦鹏等对 72 例患者行随机对照临床研究，结果提示采用负压封闭引流（VSD）结合富血小板血浆治疗可加快患者康复速度，具有临床应用价值。陈健等人通过 PRP 创缘及创基内多次注射并联合清创术治疗难愈性创面，结果提示应用富血小板血浆联合清创术治疗难愈性创面疗效确切。高文华等对 120 例患者进行随机对照临床研究，结论表明 PRP 联合皮瓣移植对难愈性创面具有较好的治疗效果。

Martinez-Zapata MJ 的研究对 PRP 治疗慢性创面进行了评价,共纳入了 10 项 RCT 研究 (n=442),结果显示 PRP 具有促进糖尿病足溃疡愈合的可能,但这一结论是通过证据质量不高的两项 RCT 研究得出的。尚不能完全确定 PRP 对其余慢性创面愈合的相关影响,且目前关于 PRP 的 RCT 研究不多,而且普遍有较高或不明确的证据偏移风险。

（三）推荐意见3

PRP 治疗烧伤创面可降低炎症反应,促进创面愈合,减少瘢痕生成。

2018 年,Yeung CY 等对深Ⅱ度烧伤患者进行了一项前瞻性双盲随机对照研究 (n=27),观察冻干 PRP 对深Ⅱ度烧伤的愈合率影响。该研究对 27 例严重的深Ⅱ度烧伤创面根据创面面积大小,以 $1.0 \times 10^7/cm^2$ 浓度均匀喷洒到创面的方式给药,观察经治疗 2 周和 3 周后的伤口闭合百分比和细菌清除率来评估 PRP 的疗效。结果显示在 PRP 治疗 3 周后伤口闭合存在着明显差异,PRP 组在 3 周的治愈率达到 80%,与对照组相比具有明显差异 ($p < 0.05$)。冻干 PRP 可被认为是提高深Ⅱ度烧伤损伤患者治愈率的有效方法。

2010 年,郝天智等对 30 例双上肢深Ⅱ度烧烫伤患者进行自身对照研究,治疗组对一侧上肢行自体 PRP 凝胶和脱细胞异种真皮基质治疗,结果提示脱细胞异种真皮基质与自体 PRP 凝胶联合应用可加快创面愈合,减少感染的发生。

2012 年,陈富禄等将自体 PRP 凝胶应用于儿童面部Ⅱ度烧伤创面,其中浅Ⅱ度和深Ⅱ度烧伤分别为 30 例,在患者左侧面部即实验组行 PRP 凝胶加单层凡士林纱布覆盖半暴露治疗,结果显示自体 PRP 凝胶可使儿童面部Ⅱ度烧伤创面愈合速度明显加快。

2014 年,刘哲伟等对 68 例深Ⅱ度烧伤患者的部分创面进行 PRP 治疗,对照组即另外一部分创面行磺胺嘧啶银软膏治疗,结果表明应用 PRP 对深Ⅱ度烧伤创面外敷,能明显缩短创面愈合时间,提高愈合率,减少换药次数,促进创面愈合。

2016 年,许贤君等对 68 例深Ⅱ度烧伤患者进行异体临床对照研究,观察两组治疗前后创面疼痛视觉模拟评分法（VAS）评分、温哥华瘢痕量表（VSS）评分、创面愈合率及愈合时间。结果提示自体 PRP 凝胶能够促进深Ⅱ度烧伤创面愈合,减轻疼痛及瘢痕增生,有利于创面组织修复和再生。

2018 年,吴厚铨等将 PRP 与紫草油联合应用治疗深Ⅱ度烧伤 (n=60),结果显示治疗 14，17 天后,观察组创面平均愈合率比对照组高,差异有统计学意义 ($p < 0.05$)；治疗期间,观察组创面愈合时间比对照组短,敷料渗液程度比对照组轻,内层纱布更换次数、换药次数及炎症反应发生率比对照组少,差异均有统计学意义 ($p < 0.05$)；两组创面在相同时间细菌培养阳性率与治疗期间不良反应发生率无显著性差异 ($p > 0.05$)。马晓明对 39 例深Ⅱ度烧伤患者采用 PRP 局部外敷治疗,结果显示创面愈合率高于对照组,炎性反应阳性率、内层纱布更换次数以及创面换药次数情况均优于对照组 ($p < 0.05$)。除此之外,蔡玉辉等将 PRP 联合自体网状皮移植治疗Ⅲ度烧伤创面 (n=50),结果表明该疗法能显著加快Ⅲ度烧伤创面的愈合,减少瘢痕生长,具有临床应用价值。

（四）推荐意见4

PRP 可缩短糖尿病足治疗周期,提高治愈率。

Marwa Ahmed 等的一项临床对照研究 (n=56)将 PRP 应用于糖尿病足患者治疗中,每 2 周行 1 次 PRP 注射,而对照组则仅外用聚维酮碘 10% 软膏。结果表明应用 PRP 治疗可显著加快愈合速率,实验组有 86% 的患者获得完全愈合,对照组仅为 68%；同时该研究发现前

8周的每周愈合率较高，此后每周愈合率逐步下降，而且应用PRP组感染率较低。

2017年，张学成等人报道了自体PRP联合负压封闭引流治疗糖尿病足溃疡（n=43），结果显示自体PRP可以促进糖尿病足溃疡的创面愈合，缩短VSD治疗的创面愈合时间，提高创面愈合率。

Tasmania del Pino-Sedeño为首的西班牙医学团队对PRP应用于糖尿病足创面治疗的临床安全性与有效性进行了一项荟萃分析（n=525），分析纳入了8个RCT研究和2项前瞻性研究。结果表明，PRP可提高糖尿病足慢性创面愈合的可能性，减少愈合时间；就伤口并发症或复发率而言与其他标准化治疗方法没有显著差别，但能降低不良事件发生率。

牛彩丽等人通过纳入16项随机对照研究（n=925）对富血小板血浆治疗糖尿病足溃疡的疗效与安全性进行荟萃分析，结果表明试验组愈合率、治疗有效率高于对照组，溃疡愈合时间、治疗费用、住院时间少于对照组。

（五）推荐意见5

PRP可促进慢性静脉性溃疡创面愈合，减轻患者疼痛。

Manuel Escamilla Cardenosa等人对PRP治疗静脉性溃疡的有效性和安全性进行了评价（n=102），在随访前和随访后即第24周运用Kundin法计算愈合面积（面积 = 长度 × 宽度 × 0.785），并采用自评视觉模拟量表（self-evaluation visual analogue scale）记录各组在治疗开始和结束时的疼痛情况。结果表明PRP可加快静脉性溃疡的愈合速度，且降低了患者疼痛感。

Hoda A Moneib等的一项随机对照平行临床试验（n=40）将PRP治疗静脉性溃疡与传统疗法进行对比，结果显示与常规治疗相比，PRP治疗后溃疡大小有显著改善；PRP组溃疡面积的平均改善率为67.6%，常规治疗组约为13.67%。且患者都有溃疡疼痛改善的主观感受。

Dariusz Waniczek等的一项研究报道了关于10名静脉性溃疡患者在接受了一年多治疗无效后（排除炎症过程加重、伤口感染征象、踝臂压力指数 < 0.8的患者）应用富血小板血浆治疗，并继续按传统方案采用湿润疗法和加压疗法进一步治疗。结果显示所有患者在给药后4~10周内均达到了完全愈合。

Seyhan Yilmaz等报道了19例慢性静脉性溃疡患者应用PRP治疗，其中有18例在（4.82 ± 2.16）周达到了完全愈合，所有患者的创面均有显著缩小。同时发现PRP对创面深度的改善作用比面积大小的改善作用更加显著。

翟亚东在关于富血小板血浆应用于慢性静脉性溃疡中临床疗效的荟萃分析中，对筛选后的6篇随机对照研究进行分析（n=497），结果表明应用自体富血小板血浆治疗慢性静脉性溃疡疗效显著，能有效促进创面愈合，并且这种治疗措施安全、可行，可以考虑推荐临床扩大应用。

（六）推荐意见6

PRP可有效缓解供皮区创面疼痛，促进创面愈合，缩短创面愈合时间。

2018年，谭长龙等人报道了关于自体富血小板血浆治疗供皮区创面疗效分析（n=90），两组患者的供皮区创面疼痛程度均逐渐减轻至完全消失，但两组差异具有统计学意义；治疗14天后，试验组患者的治疗总有效率为95.56%，明显优于对照组患者的治疗总有效率68.89%，最终两组患者供皮区创面均完全愈合，且无不良反应发生，其中试验组患者的供皮区创面愈合时间为（11.11±1.41）天，对照组患者的供皮区创面愈合时间为（15.42±2.25）天，差异具有统计学意义。结论表明自体富血小板血浆可有效缓解供皮区创面疼痛，促进创面愈合，缩短创面愈合时间。

（七）推荐意见7

PRP治疗电烧伤残余创面有一定疗效，能够有效缩短创面愈合时间。

吴宏志、杨蒙等人使用PRP治疗电烧伤残余创面（n=72），并将观察组分为A、B两组，分别给予PRP外敷或注射。对照组亦分为a、b组，a组覆盖生物皮治疗，b组行断层皮片移植治疗。结果显示观察组患者愈合率明显高于对照组，且A、B组愈合时间少于a、b组愈合时间。治疗后2周，观察组患者创面疼痛评分、瘢痕评分明显低于对照组患者。治疗后1周、2周，观察组患者血液灌流值高于对照组，患者不良反应发生率低于对照组。结论表明自体富血小板血浆凝胶治疗电烧伤残余创面临床疗效显著，能够有效缩短愈合时间，减轻患者疼痛，改善微循环。

（八）推荐意见8

临床应用时需考虑到不同PRP制备方法、临床应用方式以及患者个体差异性对疗效的影响。

PRP通常是抽取自体或异体的外周血后采取经典的二次离心法制备，离心时所使用的离心速率、离心力与时间尚无统一标准，目前各项研究报道的离心时间为5~15分钟不等，而离心速率差异较大难以评价。最终临床应用的PRP质量受制备过程、保存过程以及患者个体差异等影响。刘泉体、兰婷等人对PRP制备技术及抗菌效应的研究进展进行综述，提示通常使用自体新鲜外周血进行PRP制备；离心设备建议为恒温离心机；采用二次离心法时，第1次离心选择较小的离心力可减少血小板在红细胞间隙的沉积和二次转移时的损耗，第2次离心时离心力稍大可提高血小板回收率，避免血小板在高离心力作用下大量破坏激活而影响使用效果。目前临床上浓缩血小板血浆治疗创面的方法主要为：PRP凝胶直接覆盖创面（涂抹或使用喷枪喷洒、填塞）、创基或创周注射PRP后再使用凡士林纱布或其余各式的医用敷料覆盖，同时PRP也可作为辅助治疗方式，与各种常规治疗手段联合应用，比如皮瓣移植、负压封闭引流疗法等。

五、特别声明

本《指南》涉及的干预措施即PRP制品需符合国家药品监督管理局Ⅲ类医疗器械管理的规定或国内外同等或更高级别的医疗器械管理条例。本《指南》中涉及的干预措施不特指某些（类）PRP制品，但干预措施的安全性基础须以当前法律或法规为前提，包括但不限于PRP的制备、生产、转运、应用等环节。

六、指南的外审

本《指南》在发布前进行了同行评议，并对评审意见进行了回复和修改。

（刘宏伟　刘　凯　谢　珊　程　飚　陈敏亮　郑　鸿）

第八节　浓缩血小板血浆用于面部年轻化治疗的临床实践指南

一、制定背景

随着社会物质财富和精神生活的不断丰富，人们越来越关注身体衰老问题，尤其是面部衰老问题。皮肤老化是一种常见而复杂的生物学过程，其特征是皱纹、表皮和真皮萎缩、质地粗糙、色素沉着、毛细血管扩张和皮肤松弛，主要由遗传等内部环境因素引起的自然老化和紫外线等外部环境因素引起的光老化所致。面部年轻化就是使人们面部的组织达到一个相对年轻的状态，这个年轻的状态包括两方面的内容，一方面人们的皮肤质地是随着年龄逐渐老化的；另一方面皮肤的松弛度也会随着年龄逐渐增加。因而年轻化治疗的目的，一是要改善皮肤的质地，另一个是要改善皮肤的松垂。浓缩血小板血浆（platelet rich plasma，PRP）是一种经自体全血离心后获得的血小板浓缩物，其中包含的经浓缩的多种不同的细胞因子和生长因子可对胶原蛋白、弹力蛋白、细胞外基质，以及血管网的形成产生生物刺激作用，因而具有重建受损皮肤和"逆转"衰老表现的潜能。

临床实践指南是帮助临床医生以及患者进行临床决策的最佳工具，其制定的最终目的是更加规范、合理、高效地诊治疾病，从而有效指导临床实践。目前国内外尚无皮肤年轻化领域的相关指南发布，亦未见 PRP 用于面部年轻化治疗的指南发表。随着 PRP 在面部年轻化领域相关研究和应用逐渐增多，近年来产生了令人可信的临床循证医学证据。为更好地规范 PRP 应用于面部年轻化治疗，中华康复医学会再生医学与康复专业委员会依据国内外制定指南的方法学和步骤，以当前的最佳证据为依据，制定了《浓缩血小板血浆用于面部年轻化治疗的临床实践指南（2019 版）》（下述简称《指南》）。

二、浓缩血小板用于面部年轻化的机制

1. PRP 能够促进皮肤修复　PRP 包含浓缩的细胞因子和生长因子、白细胞及纤维蛋白等成分，对皮肤修复具有良好的促进作用。PRP 能够加速皮肤创伤部位肉芽组织形成、血管生成、胶原沉积，减少瘢痕形成及促进再上皮化，还具有抗炎作用及抗菌作用。Hara 等证实 PRP 能够通过激活 ERK1/2 信号通路诱导人真皮成纤维细胞增殖。Guo 等报道 PRP 外泌体（exosomes derived from PRP，PRP-Exos）能够增加 HMEC-1 细胞和成纤维细胞的增殖和迁移。

2. PRP 能够促进新生血管形成　血小板可以促进趋化、细胞黏附、有丝分裂、增殖和血管生成，血小板还具有抑菌及止痛作用。新生血管形成在发育、创面愈合和器官再生中扮演重要角色，各类促血管形成因子的比例在新生血管形成中十分关键。离体与在体情况下，PRP 的提取物包含丰富浓缩的血管生成素 -1（angiopoietin-1，Ang1）和其他血管生成因子，刺激血管内皮细胞生长、迁移。PRP 可促进血管再生，且浓缩血小板血浆可明显促进内皮祖细胞形成血管样管状结构。PRP 能够促进血管内皮细胞生长因子（vascular endothelial growth factor，VEGF）、血小板应答蛋白 -1（thrombospondin-1，TSP-1）、神经营养因子 -3（neurotrophin-3）、生长相关蛋白 -43（growth associated protein-43，GAP-43）和神经生长因子

（nerve growth factor，NGF）mRNA 的表达。PRP 中含有多种生长因子，而骨架蛋白 - 鱼精蛋白微纳米颗粒能显著增强和稳定生长因子。Takabayashi 等证实含 PRP 的骨架蛋白 - 鱼精蛋白微纳米颗粒能够有效促进再上皮化和血管生成。

3. PRP 能够促进脂肪干细胞的增殖及分化、提高脂肪存活率　PRP 可促进脂肪干细胞（ASCs）增殖并明显提高 *wnt3* 基因（一种脂质修饰的糖蛋白）和 *klotho* 基因（一种抗衰老基因）的表达。PRP 可以提高 ASCs 的细胞活力、促进 ASCs 增殖及脂肪细胞分化。PRP 与 ASCs 联合应用在动物体内实验证实能够提高移植脂肪的存活率、减少吸收和加速脂肪再生。PRP 不仅能够促进 ASCs 的增殖及分化，在脂肪移植物中加入 PRP 就能够提高脂肪移植物的存活率。

三、文献检索与证据评价

本《指南》以临床实践指南构建方法学，符合美国医学科学院（Institution of Medicine，IOM）、指南研究与评价工具（Appraisal of Guidelines Research and Evaluation，AGREE）Ⅱ 及世界卫生组织指南制定手册对于临床实践指南构建的概念与过程框架。文献纳入标准为：①研究类型，国内外公开发表的、关于 PRP 用于面部年轻化治疗的临床研究、系统评价、荟萃分析；②文献语种，限中文和英文；③检索数据库，中国知网、Pubmed；④主要检索词，中文为"浓缩血小板血浆、面部年轻化、光老化、皱纹、美容"；英文为"platelet-rich plasma，platelet-rich fibrin matrix，facial，rejuvenation，aging，aesthetic，wrinkle"；⑤检索时限，自建库起到 2019 年 8 月 18 日。共检索获得中文文献 11 篇、英文文献 229 篇。经过筛选，排除体外实验及动物实验、非面部年轻化方面临床研究、北大中文核心期刊目录以外的中文文献及重复文献，最终 20 篇文献入选（图 5-8-1）。使用推荐意见分级的评估、制定和评价（grading of recommendation assessment，development and evaluation，GRADE）方法对证据体的质量进行评价并对推荐意见进行分级（表 5-8-1）。

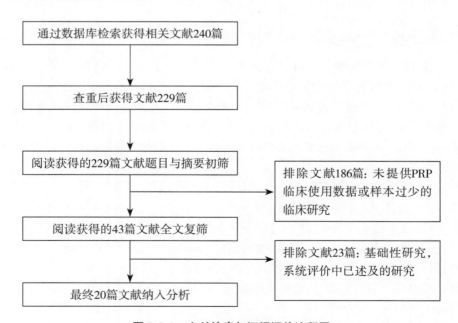

图 5-8-1　文献检索与证据评价流程图

表5-8-1　PRP用于面部年轻化的不同治疗方法的证据等级与专家推荐情况及参考文献

应用方法	证据等级	专家推荐情况	参考文献
单独应用	高	推荐	17~30
联合脂肪移植	高	推荐	18, 31
联合点阵激光	高	推荐	17, 32
联合透明质酸	中	可推荐	33~35
联合bFGF	中	可推荐	36

四、推荐意见

（一）推荐意见1

面部皮内注射PRP可有效减少皱纹、改善皮肤老化，患者满意率高。

2015年，Sclafani的一项系统评价纳入5篇相关文献（n=108），其中4篇文献报道PRP对面部皱纹治疗有效，1篇文献报道PRP仅对改善眼眶下黑眼圈的色素均匀性有统计学意义，而治疗前后黑色素含量、角质层水化、皱纹体积和可见度指数均无统计学差异。

2018年，Motosko的一项系统评价纳入7篇相关文献（n=143），评价了PRP对面部年轻化的有效性，PRP使用方法均采用皮内注射。结果显示面部皱纹、皮下组织量、质地和色泽均有所改善。

同年Lei的一项系统评价纳入3篇相关文献（n=70），对PRP的面部年轻化作用进行评价，结果显示PRP可显著改善皱纹和黑眼圈、促进皮肤紧致与年轻化。

2016年，Elnehrawy给20名轻、中、重度面部皱纹女性行面部注射PRP，治疗后8周，皱纹总体改善，所有轻度皱纹患者改善，40%的重度皱纹患者无改善。皮肤均匀性和皮肤质地均有所改善。研究认为PRP对年轻患者疗效更好。

2017年，Cameli给12名面部皮肤老化志愿者面部注射PRP，每月1次，共3次，1个月后，志愿者皮肤弹性、皮肤光滑度、皮肤屏障功能、皮肤容量均有明显改善。

2017年，Gawdat开展的一项随机双盲对照试验（n=20）对比了自体PRP与生长因子混合物的面部年轻化疗效，左右面部随机分别注射PRP或表皮生长因子、胰岛素样生长因子、碱性成纤维细胞生长因子的混合物，每2周1次，共6次，研究结果采用全球美学改善量表、受试者满意度、光学相干断层成像（OCT）测量表真皮厚度进行评价。1个月后两者均有显著疗效，表皮、真皮厚度增加，但两者间无显著差异。6个月后患者对PRP的满意度明显高于生长因子混合物，PRP的疗效维持时间较长。

2018年，Alam等开展的一项随机对照试验研究（n=27）观察了面部注射PRP治疗光老化皮肤的疗效，以生理盐水为对照组。治疗后6个月，观察组在色素斑点、纹理、皱纹和毛细血管扩张方面的自我评估分数高于对照组，但两组间只有皮肤纹理和皱纹指标有显著差异。客观评价结果显示观察组与对照组各指标均无显著差异。

2018年，Everts等的研究给11名面部皮肤老化志愿者面部注射PRP，每月1次，共3次，6个月后用皮肤图像分析系统（VISIA）评价疗效，结果显示棕色斑、皱纹显著减少。治疗后皮肤紧致度、鼻唇沟明显改善，颧骨、鼻唇沟区的红斑明显减轻，患者平均满意率大于90%。

2019 年, Lee 等的研究给 31 名面部皮肤老化志愿者面部注射 PRP, 每侧面颊部各均匀注射 6 点, 研究结果采用皱纹严重度评分量表(WSRS)、全球美学改善量表(GAIS), 以及受试者自评面部问卷(FACE-Q)进行评价。结果显示 WSRS 评分只有 1 人有所改善, GAIS 评分 14 人改善, 而在 FACE-Q 评分中, 74.2% 受试者对治疗结果满意。

2018 年, Abuaf 的一项研究(*n*=20)将 PRP 注射于受试者一侧耳后乳突区真皮乳头层内, 以对侧注射生理盐水为对照, 在注射前及注射后 28 天局部钻取皮肤组织, 测量胶原蛋白的平均光密度(MOD)。结果显示 PRP 组的 MOD 比治疗前提高了 89.05%, 生理盐水组提高了 46.01%, 两者比率为 1.93∶1, 有统计学差异。

2019 年 1 月到 3 月, Maisel-Campbell 对 Cochrane 图书馆, MEDLINE(PubMed), Embase 和 Scopus 进行了搜索, 其中, 10 项研究(2 项 RCT, 1 项前瞻性比较队列研究和 7 项队列研究)评估了 180 例患者中 PRP 的面部修复。PRP 单纯注射, 治疗间隔为 4 周, 共连续 3 次治疗, 在涉及 144 例患者的 8 项研究中, 90% 满意。根据汇总的序数规模数据(6 个研究, 代表 151 个受试者), 由医师做评估, 在 75%~100% 的患者中观察到一定程度的总体改善。具体来说, 有 67% 的人实现了高达 50% 的改善, 而 33% 的人实现了大于 50% 的改善。治疗后 1~3 个月, 患者皮肤弹性、质地、含水量、皱纹和色素沉着均得到改善。在一项研究中, 经 3 次 PRP 治疗后 6 个月, 患者皮肤的情况逐渐恢复到治疗前的水平。一项队列研究显示在 3 次治疗后 4 周, PRP 治疗组颈部年轻化改善了 28%。注射 PRP 单一疗法已显示至少暂时诱导面部皮肤外观、质地的适度改善。

（二）推荐意见 2

面部年轻化就医者面部注射 PRP 不良事件发生率低。

2014 年, KANG 的一项 RCT 研究给 20 名亚洲女性下眼睑注射 PRP, 4 例报告治疗过程中有轻微疼痛, 10 例出现即刻红斑, 6 例注射部位出现紫癜, 5 例治疗后出现轻度水肿。所有不良反应均在数天内消失。

2011 年, Sclafani 等以 PRFM 注射行面部年轻化治疗, 50 例患者中无 1 例治疗后局部肿胀超过 5 天, 大多数患者出现持续 1~3 天的轻微瘀斑。2012 年 Sclafani 的另一项临床研究给 15 例参与者鼻唇沟注射 PRFM, 治疗后出现轻度瘀斑, 大多数在 1 周内完全消退, 2 例在 1 周后有少量瘀斑(< 1cm^2)。

2017 年, Cameli 给 12 名面部皮肤老化志愿者面部注射 PRP, 短期不良反应为 9 例(75%)轻至中度红斑, 6 例(50%)耐受性良好的瘀斑, 3 例(25%)注射后有灼热感。

2017 年, Elnehrawy 给 20 名轻、中、重度面部皱纹女性行面部注射 PRP, 没有患者报告任何出血、瘀斑、肿胀、色素沉着或感染。没有发现任何纤维化、不规则硬结、活动受限或肿块, 副作用为可忍受的疼痛(轻至中度, 小于 1 小时)、红斑、压痛(轻至中度, 小于 7 天)。

2019 年, Lee 给 31 名面部皮肤老化志愿者面部注射 PRP, 早期不良反应为轻度的压痛(23.3%)和面部紧绷感(23.3%), 后期不良反应包括局部外观不平整(63.3%)、毛孔粗大(60%)。

目前文献报道的最严重的不良事件为 2017 年 Kalyam 报道的 1 例 PRP 注射治疗眼周皱纹, 导致右眼失明和视神经坏死, 推断为操作不当所致。

（三）推荐意见 3

面部脂肪移植中添加 PRP 可以提高疗效, 缩短恢复时间。

2016 年, Frautschi 的一项系统评价: 一项研究(*n*=10)比较了 PRP 辅助脂肪移植与单纯脂肪移植的疗效,脂肪与 PRP 混合的比例为 2∶1,结果显示 1 年后 PRP 辅助脂肪移植对面部轮廓的维持率优于单纯脂肪移植。而另一项 RCT 研究(n=49)中脂肪与 PRP 混合比例为 4∶1,1 年后 PRP 辅助脂肪移植组与单纯脂肪移植组无显著差异。

2018 年,Motosko 的一项研究评价 PRP 辅助脂肪移植在面部年轻化的疗效,纳入 7 项临床研究(n=437),脂肪与 PRP 混合的比例为 2∶1~10∶1,结果认为在移植脂肪中加入 PRP 有助于维持面部容量。

(四)推荐意见 4

面部年轻化治疗中,PRP 可以增加点阵激光的疗效,加快皮肤修复,减轻不良反应。

2015 年,Sclafani 的一项系统评价中纳入的一项 RCT 研究(n=22)比较了 PRP 联合点阵激光与单纯激光的疗效,研究发现 PRP 联合点阵激光治疗可提高受试者满意度和皮肤弹性,降低红斑指数,而总体评价、皮肤粗糙度、水分、黑色素指数、疼痛评分、即刻红斑等指标无显著差异。另一项研究(n=15)则显示相比于单纯激光治疗组,PRP 联合点阵激光治疗组的术后水肿和红斑反应较轻,而再上皮化率无显著差异。一项 RCT 研究(n=25)比较了 PRP 与生理盐水对点阵 CO_2 激光治疗后伤口愈合的影响,结果显示 PRP 组的经皮水分丢失情况恢复更快,红斑指数和黑色素指数更低。

2017 年,Hui 等的 RCT 研究(n=26)对比了 PRP 联合超脉冲点阵 CO_2 激光与单纯激光的面部年轻化疗效,治疗后 3 个月评估面部皱纹、皮肤质地、弹性等指标,联合治疗组疗效优于单纯激光治疗组,联合治疗组治疗后红斑、水肿、结痂等不良反应持续时间较短,恢复更快。

(五)推荐意见 5

PRP 联合透明质酸(hyaluronic acid,HA)注射对面部年轻化治疗安全有效。

2017 年,Ulusal 采用 PRP 与 HA 混合物皮内及皮下注射的方法行面部年轻化治疗(n=94),连续治疗 8 次后,患者的总体外观、皮肤松弛、皮肤纹理均有明显改善,美容改善程度和受试者满意度与治疗次数直接相关,而皮肤色素沉着改善的平均分数与治疗次数无直接相关性。不良反应有短暂的轻度水肿,8% 受试者瘀斑超过 10 天,无明显或持续的不良反应。

同年 Hersant 给 31 名面部皮肤老化志愿者面部注射 PRP 与 HA 的混合物,每月 1 次,共 3 次治疗,6 个月后,FACE-Q 评分及皮肤弹性显著改善,无严重不良反应。

2018 年,Lee 的一项回顾性研究(n=75)评价了 PRP 与透明质酸衍生物的混合填充剂在面部年轻化的疗效,结果用照片和受试者满意度进行评价。末次注射 6 个月后,100% 的受试者得到改善,96% 认为有较大的改善或显著改善,此比例在治疗 2 年后为 62.7%,无严重不良反应。

(六)推荐意见 6

虽然有报道 PRP 联合 bFGF 注射对面部年轻化治疗有效,但证据级别低,且 bFGF 在国内超用药范围,不做推荐。

2015 年,Kamakura 的一项回顾性研究(n=2 005)评价 PRP 联合 bFGF 注射治疗面部皱纹和凹陷的疗效。疗效评价采用全球美学改善量表(GAIS)和皱纹严重度分级量表(WSRS)。1 次治疗后 6 个月,就医者满意度为 97.3%,医生满意度为 98.4%。疗效开始出现的时间在 2 级皱纹中平均为 60.4 天,3 级皱纹中平均为 64.8 天,4 级皱纹中平均为 66.6 天,5 级皱纹中平均为 70.8 天,各组间无显著差异,但皱纹严重度评分量表评分越低,患者满意越早。

五、特别声明

本《指南》涉及的干预措施即 PRP 制品需符合国家药品监督管理局Ⅲ类医疗器械管理的规定或国内外同等或更高级别的医疗器械管理条例。本《指南》中涉及的干预措施不特指某些（类）PRP 制品，但干预措施的安全性基础须以当前法律或法规为前提，包括但不限于 PRP 的制备、生产、转运、应用等环节。

（刘宏伟 刘 凯 程 飚 陈敏亮 廖 选 樊 星）

第九节 浓缩血小板血浆在整形外科毛发再生中的临床实践指南

一、制定背景

雄激素源性脱发（androgenetic alopecia，AGA）为临床常见的进行性脱发，自青春期发病并随年龄增长症状加重，男性多表现为前额发际线和 / 或顶部毛发脱发、稀疏，枕部毛发不受累及，称为男性型脱发（male pattern alopecia）；女性则为顶部毛发稀疏，称为女性型脱发（female pattern alopecia）。流行病学调查显示，在我国 AGA 发病率远远低于欧美，男性为21.3%，女性则为 6%；在发病人群中，29.7% 男性及 19.2% 女性有阳性家族史。

AGA 病因复杂，主要涉及双氢睾酮（dihydrotestosterone，DHT）的代谢异常、毛囊雄激素受体易感性以及 5α- 酶的活性，病理为 DHT 诱导毛囊微型化，缩短生长期、延长休止期，导致终毛转变为毳毛，毛囊萎缩甚至消失。研究发现，DHT 影响毛囊真皮乳头（dermal papilla，DP）合成分泌生长因子，促进 IL-6、TGF-β1、TGF-β2 并减少 IGF-1 分泌，进而抑制毛发生长。另外，DP 细胞还分泌多种生长因子调控毛囊的生长发育，如 VEGF、PDGF 及 bFGF 等。因此，毛囊局部补充生长因子可作为 AGA 的一种治疗方式。

目前，在 AGA 治疗领域中有多部指南发布，其中对于 AGA 的治疗方案进行了推荐性说明。浓缩血小板血浆（platelet rich plasma）是临床上最常用的血小板浓缩物，自体全血经离心后浓缩血浆中含有高浓度血小板及其分泌的生长因子，其生长因子能诱导 DP 增殖、促进毛囊血管化及进入生长期。2018 年欧洲皮肤病与性病学会（European Academy of Dermatology and Venereology）发布的 AGA 治疗指南中针对 PRP 的推荐意见为"我们既不赞成也不反对使用 PRP"，但是指南中没有对 PRP 治疗 AGA 具体内容进行推荐及描述。随着 PRP 在治疗 AGA 领域研究应用的增多，近年来产生了更多的循证医学证据，为了更好地规范化 PRP 治疗 AGA，中国康复医学会再生医学与康复专业委员会制定《浓缩血小板血浆在整形外科毛发再生中的临床实践指南（2019 年版）》（下述简称《指南》）。

二、文献检索与证据评价

本指南采用 GRADE 分级方法，检索策略参考李幼平编写的《实用循证医学》。文献发表时间为自建库起至 2019 年 1 月。英文文献来源于：Pubmed、Cochrane Library、Embase、Ovid EBMR 数据库、Web of Science 检索平台，检索词："platelet-rich plasma AND alopecia/ hair loss"。中文文献来源于数据库：中国知网、万方数据知识服务平台，检索词："浓缩血小板血浆 AND 脱发"。纳入标准如下：①研究类型，国内外公开发表的、关于将 PRP 用于治疗的临床研究；②研究对象，各类原发性脱发模型如斑秃、雄激素源性脱发；③干预措施，试验组／实验组使用了 PRP，对照组未使用 PRP 或者常规治疗；④结局指标，毛发数量、毛发密度或者终毛数量等的改善程度；⑤文献语种，限中英文。共检索获得英文文献 452 篇，机器排除重复剩余 321 篇，手工查重后剩余 291 篇。进一步阅读摘要分类：动物实验及体外实验164 篇，综述 57 篇，病例报告 7 篇，联合研究 15 篇，非 PRP 与原发性脱发 32 篇，最终符合纳入条件英文文献 16 篇。检索到中文文献 204 篇，机器排除重复剩余 152 篇，手工查重后剩余 120 篇。进一步阅读摘要进行分类：综述 52 篇，动物实验及细胞实验 40 篇，联合应用 21篇，非 PRP 直接相关 7 篇，最终没有符合纳入条件的中文文献（图 5-9-1）。

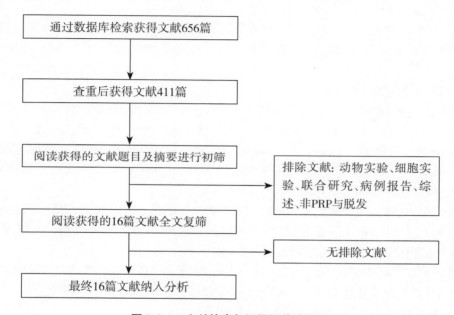

图 5-9-1　文献检索与证据评价流程图

三、推荐意见

（一）推荐意见 1

注射浓缩血小板应采用真皮内注射及毛囊间注射，注射量为 $0.1ml/cm^2$。

在 Kramer ME 及 Keaney TC 的研究中纳入了 15 篇研究，计算 PRP 制备过程的参数，得出平均血小板浓度为全血的 3.8 倍，PRP 注射头皮平均需 $0.13ml/cm^2$，但只有 21% 的研究报告了所有 PRP 制剂因子的分析，只有 32% 的研究报告了治疗前初始全血和 PRP 制备后的血小板计数。但在 Cervelli V 等的研究中（$n=10$）采用真皮内多次注射 PRP（$0.1ml/cm^2$），Gentile P 等的研究（$n=23$）、Alves R 等的研究中（$n=24$）采用毛囊间表皮注射 PRP（$0.1ml/cm^2$），均取得 PRP 优于安慰剂，可增加毛发密度、终毛密度的效果。Puig CJ 等的多中心研究（$n=26$）采用 PRP 注射至皮下（$0.75ml/cm^2$），患者经一次治疗后未见毛发质量指数改善。

（二）推荐意见 2

浓缩血小板注射频率应为每月 1 次，至少注射 3 次，治疗效果与注射次数呈正比，与间隔时间呈反比。

在 Picard F 的系统性评价中纳入了 14 篇研究，涉及毛发密度的 9 篇研究中 7 篇均取得毛发密度增加。大部分为注射 3 次（1 次 /3~4 周），其中一篇为注射 2 次且每次间隔 3 个月，另一篇为注射 4 次且每次间隔 2 周，从第一次注射开始到 3~5 次治疗后效果是逐步增加的，并且在没有进一步注射的情况下减弱。Chen JX 等的系统性评价研究纳入 24 篇二级证据研究，系统评价描述了大多数研究进行多次注射（3 次或更多次，间隔几周），均能获得客观改善且有好的患者满意度。

在 Amelia KH 及 Derek HJ 的研究中（n=29），进行了 PRP 疗效与注射次数、间隔时间关系的随机对照临床试验，组 1 为 PRP 注射 4 次（前 3 个月每月 1 次，第 4 次在第 6 个月）；组 2 为 PRP 注射 2 次（每 3 个月 1 次）。组 1 治疗过程中患者更早出现毛发密度增加，在完成全部治疗后组 1 患者毛发增加更多。

Puig CJ 等研究（n=26）PRP 治疗女性脱发，在脱发区域全头注射 PRP 1 次，注射后 26 周随访评估治疗结果，研究结果认为 1 次 PRP 注射不能显著改善毛发密度、脱发情况、毛发粗度等。

（三）推荐意见 3

治疗效果与脱发程度、病程以及家族史有相关性，与治疗前血小板计数无显著关系，按照 Hamilton-Norwood 分级，Ⅳ级以上的脱发，浓缩血小板治疗的效果不良。

大部分 RCT 研究纳入 Hamilton-Norwood 分级 Ⅱ ~ Ⅳ级的患者，均认为 PRP 明显优于安慰剂，在 Mapar MA 等的 RCT 研究（n=19）中，纳入 Hamilton-Norwood 分级 Ⅳ ~ Ⅵ级患者，结果未见 PRP 与安慰剂注射的差异性。

在 Alves R 等的 RCT 研究中（n=25）对患者进行随机、半头对照研究，疗效的相关性分析也发现 PRP 治疗效果与患者年龄（< 40 岁）、性别（男性）、发病年龄（≥ 25 岁）、病程（< 10 年）、家族史（阳性）等因素相关。

上述研究以及在 Rodrigues BL 等的研究（n=26）支持，PRP 疗效与血小板计数结果、血小板源性生长因子、表皮生长因子、血管内皮生长因子等水平，无明显相关性。

（四）推荐意见 4

注射浓缩血小板可以增加终毛密度、减少毳毛密度，减少脱发的不适症状。

Giordano S 等在荟萃分析中分析了 7 篇 PRP 治疗脱发的 RCT 研究。其结果显示，在 PRP 注射治疗后毛发计数以及毛发直径显著增加。在 Gupta AK 等的荟萃分析中也发现 PRP 治疗前后的毛发计数显著增加。Chen JX 等的研究纳入 24 篇二级证据研究，系统评价描述了疗效，纳入研究的其中 21 篇（88%）报告了客观改善，且均有好的患者满意度。

Tawfik AA 等研究（n=30）注射 PRP 治疗女性型脱发，每个患者选取 2 处头皮注射区，随机选取一注射区为治疗区注射 PRP，另外一注射区为对照区注射生理盐水，研究中治疗 4 次，每次治疗间隔 4 周，在首次治疗后随访 6 个月，发现治疗区头发密度、毛发粗度较对照组或是治疗前基线水平都显著改善（$p < 0.05$）。头发拔发试验注射前均为阳性，治疗后 83% 为阴性，患者满意度高。Gentile P 等研究（n=20）注射 PRP 治疗脱发，患者头皮分为 2 部分，PRP 随机注射到一半头皮，另外一半头皮注射安慰剂，研究中治疗 3 次，每次治疗间隔 30 天，随访至治疗后 2 年，结果显示 PRP 治疗后毛发数量、密度都有所增加。

（五）推荐意见 5

比起单纯浓缩血小板治疗，联合浓缩血小板与米诺地尔或非那雄胺能取得更好的疗效。

Alves R 等的 RCT 研究观察 PRP 联合其他治疗方式的疗效，治疗组为 PRP 联合 5% 米诺地尔或非那雄胺治疗，对照组为安慰剂联合 5% 米诺地尔或非那雄胺治疗，结果显示 PRP 联合治疗后 3 个月其毛发密度及数量都较对照明显增加，6 个月其疗效更优于对照组。在对照组中米诺地尔或非那雄胺治疗没有显著差异；在治疗组中，PRP+ 米诺地尔治疗组毛发数量、毛发密度、终毛密度、生长期毛发均较 PRP+ 非那雄胺组增加。

（六）推荐意见 6

多数机构采用对浓缩血小板中的血小板进行钙剂激活后，进行注射治疗并取得毛发生长的效果。未经血小板激活的浓缩血小板也显示有良好的效果。

2017 年，Pietro Gentile 等对 18 名 19~63 岁男性 Hamilton-Norwood 分级 Ⅱ~Ⅳ 级的 AGA 患者进行了临床研究，设计半侧头皮进行 PRP 注射，对侧进行生理盐水注射作为对照。采集 55ml 外周血，提取 9ml PRP。本研究设计为不激活 PRP 直接注射到治疗区域，进行毛囊间隙注射，注射量 $0.2ml/cm^2$，注射深度 5mm，共注射 3 次，每次注射间隔 30 天。治疗后 3 个月的结果显示，未激活的 PRP 注射治疗相对于生理盐水对照组，在毛发密度和毛发数量上都有显著的提高，且头皮组织活检显示 PRP 治疗组的表皮增厚、表皮增殖活跃，毛囊数量增加。Pietro Gentile 等认为本研究中使用的 PRP 制备设备所获取的 PRP 在血小板无钙剂激活的情况下，可以获得促进毛发生长的作用。

（七）推荐意见 7

除了手术造成的相关不适症状，注射浓缩血小板未有并发症报道。

在 Gupta AK 等的荟萃分析结果为 PRP 治疗 AGA 在目前研究中无不良反应出现。在 Picard F 的系统性评价中纳入了 14 篇研究也未报告主要不良反应。上述的 RCT 研究中也未报道 PRP 治疗相关并发症。

（八）推荐意见 8

临床决策时，建议同时考虑成本 - 效益因素、患者的价值观与偏好、医生的经验等。

对于 AGA 患者而言，目前可选的非手术治疗方案有外用米诺地尔、口服非那雄胺以及低频率激光治疗等，相较头皮局部注射 PRP，每种治疗方案在成本 - 效益因素、患者价值观及偏好等方面存在差别。在临床决策时，应权衡干预措施的利弊因素，并考虑上述因素的影响。

特别声明：本《指南》涉及的干预措施即 PRP 制品需符合国家药品监督管理局 Ⅲ 类医疗器械管理的规定或国内外同等或更高级别的医疗器械管理条例。本《指南》中涉及的干预措施不特指某些（类）PRP 制品，但干预措施的安全性基础须以当前法律或法规为前提，包括但不限于 PRP 的制备、生产、转运、应用等环节。

（刘　凯　杨旅军）

第十节　浓缩血小板血浆在口腔科的临床应用指南

一、制定背景

口腔疾病作为常见的一类疾病，尽管疾病本身不会致命，但是口腔疾病的存在可影响患者正常食物咀嚼功能，增加患者肠胃负担，部分口腔疾病影响到患者面部美观，造成患者出现自卑心理。口腔黏膜由被覆、咀嚼及特殊黏膜组成，临床上部分患者因口腔黏膜病或肿瘤性疾病采取手术治疗或义齿修复后出现口腔内黏膜组织缺失,影响患者口腔基本功能与面部容貌。口腔黏膜缺损影响进食、语言等多种功能,如何有效修复口腔黏膜缺损并尽快恢复患者口腔正常功能为口腔颌面外科医疗工作者的责任。

外伤、颌骨肿物、拔牙、感染后的骨吸收以及先天发育不足等均可以造成骨缺损,骨量不足是影响上颌后部种植成功率的主要因素之一,多种治疗方法如组织工程技术、生物材料填充、骨移植及膜引导技术等被广泛应用于临床中。

促进血液凝固是血小板的基本作用之一,最近研究发现血小板内还含有和细胞增殖相关的各类因子,特别是促进骨再生、伤口愈合的生长因子,应用远端离心法对血小板进行浓缩与分离处理,进而制备出浓度远远高于血浆浓度的浓缩血小板血浆,浓缩后血浆内生长因子相对较高,对局部组织修复、再生过程产生明显的促进作用。浓缩血小板血浆是自体全血经离心后得到的血小板浓缩物,血液离心后多位于白细胞上方的血浆部分,其中含有丰富浓缩的血小板。血小板在激活后,α颗粒能释放多种生长因子,以PDCF、TGF-β与表皮生长因子等为主。以上生长因子对细胞增殖、基质合成与血管形成等过程均产生明显的促进作用,这些生长因子也是骨再生、创伤愈合等相关生长因子。在生长因子被激活的情况下,血小板可释放出更多生长因子,以达到促进软、硬组织再生的治疗目的,且无病毒性传染病的发生。浓缩血小板制品单独或联合其他生物材料注入硬组织缺损或软组织创伤处,可修补缺损、诱导生长、加速局部创伤的愈合并提高愈合质量。

二、浓缩血小板治疗口腔疾病的机制

浓缩血小板能够刺激组织再生,冻干后浓缩血小板血浆凝胶的结构具有大量的纤维交织,可形成支架,其间含有大量的孔隙且彼此相通,孔径在 $200\sim1\,000\mu m$,孔隙率可达80%,提示浓缩血小板血浆是极佳的骨组织工程支架材料。浓缩血小板中的多种生长因子可以促进骨骼系统再生,是骨缺损修复极具应用前景的手段之一。研究显示,PRF不仅具有抑制脂多糖(LPS)所致人牙髓细胞(hDPC)炎症的作用,而且具有促进成牙细胞分化的作用。PRP可促进牙周膜细胞(PDLC)和牙槽骨成骨细胞(AOB)在体外形成矿化小结,并能减少人AOB在矿化形成时的衰减,提示PRP可提高牙周骨组织的矿化和再生。浓缩血小板能显著提高牙周膜干细胞(PDLSC)的成骨分化能力。新血管的形成是组织修复的先决条件,浓缩血小板在再生部位周围能够促进新生血管形成。

三、文献检索与证据评价

以"浓缩血小板血浆/PRP/浓缩血小板纤维蛋白/PRF/浓缩生长因子/CGF和口腔/牙/牙龈萎缩/磨牙/种植牙/牙槽裂/窦提升术"为检索词检索中国知网,以"platelet-rich plasma/PRP/platelet-rich fibrin/PRF/concentrate growth factors/CGF/autologous conditioned plasma AND oral/dental/tooth/gingival atrophy/molar/dental implants/alveolar cleft/sinus lift"为检索词检索PubMed、Web of Science数据库。文献发表时间为自建库起至2019年8月。共检索文献2 083篇,查重后剩余689篇,初筛文献摘要排除文献569篇,阅读获得的120篇文献全文,阅读全文后排除未提供PRP临床使用数据或样本量过少的临床研究、非随机对照临床研究、改性PRP研究、PRP与干细胞等非临床常规用新技术的研究等,最终50篇文献入选(图5-10-1)。

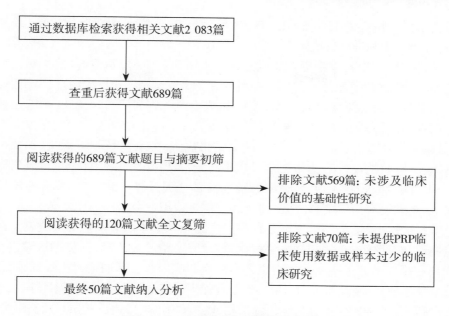

图 5-10-1　文献检索与证据评价流程图

四、推荐意见

（一）推荐意见 1

在拔牙患者中,拔牙后使用浓缩血小板制品植入牙槽窝内,能够降低术后感染、加速创面愈合,抑制患者牙槽嵴吸收,提升牙龈软组织的再生能力,为患者后期种植牙的实施奠定基础,并在此过程中潜在地减少疼痛,有利于邻近牙周组织健康。

高改霞将 50 例拔牙患者随机分为观察组(25 例)和对照组(25 例)。观察组患者植入富血小板血浆与 Bio-Oss 人工骨粉的混合物,对照组仅植入 Bio-Oss 人工骨粉。结果显示 PRP 的加入可以增加骨量、增加骨密度、减少骨吸收,增加骨组织面积。

王芳等将 200 例拔除后牙区牙齿修复患者采用随机数字表法分为观察组与对照组,各 100 例。观察组拔牙后将 PRF 植入患者牙槽窝内,对照组拔牙后将海奥胶原膜置于牙槽窝内,在患者治疗前与治疗后 3 个月实施口腔锥形束 CT(CBCT),分析患者牙槽骨高度、宽度、创面愈合时间等指标。结果显示拔牙位点保存中应用 PRF,可加速创面愈合,抑制患者牙槽嵴吸收,为患者后期种植牙的实施奠定基础。

尹刚将 40 例拔牙患者随机分为观察组(20 例)和对照组(20 例)。观察组患牙拔除后将 Bio-Oss 人工骨替代材料植入窝洞内,表面覆盖 PRF 膜后严密缝合。对照组患牙拔除后将 Bio-Oss 人工骨替代材料植入窝洞内,表面覆盖海奥胶原膜后严密缝合。结果显示 PRF 在种植牙组织再生引导中对缩短伤口愈合时间,提升牙龈软组织的再生能力,促进受损软组织修复具有良好的效果。

王旭将行口腔种植骨再生的 58 例患者,根据治疗时间先后将其分为对照组和观察组,各 29 例。对照组患者给予植入人工骨粉治疗,观察组在对照组基础上增加浓缩血小板血浆植入治疗,对临床治疗疗效进行对比。结果显示在促进口腔种植骨再生的临床治疗上,浓缩血小板血浆联合植入人工骨粉的治疗疗效较为显著,可降低骨吸收发生率,安全性相对较高,具有临床应用和推广价值。

李荣等将 120 例智齿拔除患者随机分为试验组和对照组,每组 60 例。对照组按照传统方法拔除智齿,试验组患牙拔除后在拔牙窝中放入浓缩血小板纤维蛋白膜,比较两组患者的术后出血发生率和干槽症发生率,术后 6 周检测炎症因子 NF-κB 和 TNF-α 的表达及患者生存质量。结果显示拔牙后,试验组出血率为 3.3%,干槽症发生率为 1.7%,对照组出血率为 18.6%,干槽症发生率为 17.4%,两组结果比较,差异有统计学意义($p < 0.05$);炎症因子 NF-κB 和 TNF-α 的表达结果差异也具有统计学意义($p < 0.05$)。试验组和对照组患者的心理影响、生理影响、依从性、自身影响、社会关系等评分比较,差异有统计学意义($p < 0.05$)。结果提示 PRF 能够降低术后感染,促进组织愈合。

罗艺等将 48 例单侧下颌第三磨牙近中阻生或水平阻生患者随机分为改良型浓缩血小板纤维蛋白组和对照组,采用相同方法拔除第三磨牙,清理拔牙窝,改良型浓缩血小板纤维蛋白组同期在第二磨牙远中面放入由患者自体血制成的改良型浓缩血小板纤维蛋白凝胶;对照组拔牙后不放任何材料。治疗后 1、2、3、4 个月复诊,评估患者相邻下颌第二磨牙牙周情况,包括牙周探诊和影像学分析。治疗后第 4 个月拍摄全口曲面断层片及锥形束 CT。结果显示治疗后第 4 个月,改良型浓缩血小板纤维蛋白组骨密度显著高于对照组($p < 0.05$),骨获得量显著大于对照组($p < 0.05$)。结果说明,改良型浓缩血小板纤维蛋白在下颌智齿拔除后,下颌相邻第二磨牙远中骨缺损修复中有良好的促进成骨的作用。

任道晋等将 120 例需要拔除下颌阻生第三磨牙的患者随机分成试验组及对照组两组,各 60 例,试验组在拔牙创中填入 CGF,对照组拔牙创仅为血凝块充填,分别在拔牙术后 30 分钟、1 天、3 天、7 天观察拔牙创出血、疼痛、肿胀以及干槽症发生情况。结果显示 CGF 可以降低下颌阻生第三磨牙拔除后拔牙创出血及疼痛。

Varghese 等将 30 例患有双侧下颌第三磨牙阻生窝的患者,随机一侧分为试验组予 PRF 植入,另外一侧为对照组仅予缝合治疗。术后第 1,4,16 周行根尖周 X 线检查并进行数字化比较。使用软件在插入物的 3 个不同区域(对于新形成的骨区域)测量灰度值与天然骨区域做对比,并测量骨填充百分比。使用 Landry 等人的愈合指数以特定间隔进行软组织愈合的临床评估。结果显示在治疗下颌第三磨牙阻生窝中,应用 PRF 能够促进骨再生和软组织愈合。

姜志清等选取 C1 分类下颌阻生第三磨牙患者 40 名,且拔牙术前第二磨牙远中探诊深度(PD)> 7.5mm、附着水平(AL)> 6mm,患者随机分为试验组($n=20$)和对照组($n=20$)两组。阻生牙拔除后,试验组牙槽窝内置入浓缩血小板血浆;对照组牙槽窝由血凝块充盈。拔牙术后 6 个月测量第二磨牙远中 PD、AL,并比较两组之间差异。结果显示术前两组患者 PD、AL 无显著差异($p > 0.05$);术后 6 个月,与对照组相比,试验组牙槽窝内置入浓缩血小板血浆能明显降低第二磨牙远中 PD、AL 值($p < 0.05$),证实下颌阻生第三磨牙拔除术后牙槽窝置入浓缩血小板血浆有利于第二磨牙远中牙周组织健康。

(二)推荐意见 2

在种植牙过程中,在种植牙牙根周骨质缺损区填塞浓缩血小板制品,可促进牙周软硬组织的愈合,有利于移植体的稳固,提高自体牙移植成功率,对种植体周围骨量不足患者的牙龈修复和成骨具有显著效果。

孙强等将 44 例即刻种植修复患者随机分为对照组和研究组,均 22 例,对照组在种植体-骨间隙内仅单独加入 Bio-Oss 骨粉，研究组加入浓缩生长因子及 Bio-Oss 骨粉，对两组牙龈愈合情况予以随访分析。结果显示治疗后 10 天，研究组牙龈组织愈合率高于对照组，差异有显著性（$p < 0.05$）；研究组术后半年种植体周围边缘骨吸收量低于对照组，差异有显著性（$p < 0.05$）。结果提示在即刻种植修复术中另加使用 CGF，更有利于牙龈愈合，降低种植体周围边缘骨吸收，效果显著，值得临床推广。

谢永林等将 56 例上颌后牙区骨量不足和牙龈缺损的种植修复患者随机分为实验组（$n=28$）和对照组（$n=28$）。所有患者均采用上颌窦底提升术同期种植，共植入 73 颗种植体。实验组上提上颌窦底黏膜后衬垫 CGF 膜，对照组衬垫形态大小一致的胶原膜。对患者手术前、手术完成及术后进行定期复查，随后每隔半年复查 1 次。检查两组患者软组织瓣愈合、牙龈修复及感染情况，X 线片检查种植区骨组织再生和修复情况，口腔锥形束 CT（CBCT）评价骨质密度。对种植体周围牙龈情况进行评估，了解修复体松动度及患者对美观、咀嚼功能的满意度。结果显示 CGF 应用于上颌后牙区骨量不足种植修复，对骨缺损患者的牙龈修复和成骨具有显著效果，值得临床推广使用。

杨智超等将 41 例（44 颗牙）进行自体牙移植患者按患者意愿分为两组，两组均为埋伏牙或阻生牙微创拔除后移植修复缺失牙。试验组 21 例 23 颗牙采用自体牙移植并植入APRF，对照组 20 例 21 颗牙单纯行自体牙移植。移植牙采用弹性钢丝固定，并于移植 2 周时进行根管治疗。结果显示 APRF 在自体牙移植愈合过程中可以促进牙周软、硬组织的愈合，提高自体牙移植成功率。

Taschieri 等将拔牙后即刻行植入物的 109 名患者（126 处患牙），随机分为两组，试验组拔牙后行 Bio-Oss 骨粉 +PRP 植入，对照组拔牙后仅行 Bio-Oss 骨粉植入。结果显示术后 3 天和 7 天试验组的软组织愈合得分明显高于对照组，提示 PRP 能够促进软组织和伤口愈合。

ArRejaie 等将 16 名拔牙患者的 32 个部位分为两组，试验组使用 PRP 凝胶加牛源异种移植物立即植入并填充缺损，对照组拔牙后立即植入牛源异种移植物填充缺损。在放置前、术后 6 个月和 12 个月时进行 CBCT。结果显示自体 PRP 凝胶联合牛源异种移植物植牙能够促进骨愈合。

张群等将收治的接受植入修复手术治疗的 36 例口腔缺损患者随机分为研究组和参照组，每组各 18 例，参照组患者实施单纯种植体周骨缺损修复治疗，研究组患者实施种植体周骨缺损修复治疗联合浓缩血小板血浆治疗处置，观察比较两组患者的临床口腔修复治疗效果。结果显示在接受手术治疗后的 4 周、8 周以及 12 周时间节点，两组患者的骨密度水平均有所升高，但研究组患者的骨密度参数水平均明显高于参照组患者，数据存在统计学差异（$p < 0.05$）；研究组患者的临床治疗有效率为 77.78%，高于参照组患者有效率 38.89%，数据存在统计学差异（$p < 0.05$）。结果支持针对接受植入修复手术治疗的口腔科患者，实施种植体周骨缺损修复治疗联合 PRP 治疗处置，能够显著提升患者在接受手术治疗后的骨密度生理参数水平以及临床治疗有效率，值得在临床医学实践过程中推广运用。

刘军平等将 130 例患者按患者意愿及就诊顺序随机分为 A、B 和 C 三组，在移植牙根周骨质缺损区分别填塞不同的移植材料。A 组 60 例采用 PRF 联合自体骨植入；B 组 35 例单纯植入 PRF；C 组 35 例单纯植入自体骨，随访 12 个月，对术后移植牙松动度和影像学表现进行评价。结果显示随访 12 个月，A 组成功率为 80%，有效率为 96.4%；B 组成功率为

51.4%，有效率为80%；C组成功率为57.1%，有效率为77.1%；A组与B组、C组间的成功率、有效率差异均有统计学意义（$p < 0.05$），B组与C组的成功率、有效率差异无统计学意义（$p > 0.05$）。结果支持在自体牙移植术中，PRF效果与自体骨效果相同，PRF联合自体骨效果最好，可促进牙周成骨，有利于移植牙的稳固。

罗华渊等将30例行口腔种植骨患者随机分成实验组（15例28颗牙）和对照组（15例27颗牙），对照组仅置入人Bio-Oss骨粉，实验组植入Bio-Oss骨粉与浓缩血小板血浆混合物。结果显示实验组患者种植体周围的骨缺损增加骨量及骨组织增加量均显著高于对照组（$p < 0.05$）。植骨后进行常规的修复，实验组患者无明显骨吸收，对照组有2颗牙（7.41%）出现轻度骨吸收（$p < 0.05$）。X线检查显示，术后1个月及3个月发现两组患者植骨区的骨密度均明显提高，且植骨颗粒的清晰度明显下降。术后6个月时植骨颗粒不清晰，并发生"毛玻璃样"改变。且实验组骨密度的提升程度明显优于对照组（$p < 0.05$）。与单纯置入人工骨粉相比，混合浓缩血小板血浆可显著提高其临床效果，无明显不良反应发生，是一种安全高效的方法，应在临床中推广应用。

陶柯将选择收治的上颌前牙骨量不足的80例缺牙患者随机分为对照组和观察组，两组均行牙体种植，对照组采用Bio-Oss骨粉+Bio-Gide膜，观察组采用CGF与Bio-Oss骨粉混合物+CGF膜，比较两组修复效果。随访1年，结果显示自体CGF联合Bio-Oss骨粉对上颌前牙区骨量不足患者种植疗效较好，CGF可促进骨生成，提高种植修复的美容效果，且安全性良好。

（三）推荐意见3

口腔骨缺损、骨量不足时，浓缩血小板制品可以增加骨再生、降低骨吸收率、增加角化龈宽度，减轻患者术后肿胀程度，缩短术后肿胀时间。

靳高杰将上前牙缺失伴唇侧骨缺损的168例患者，根据治疗方法不同分为研究组（$n=84$）和对照组（$n=84$）。对照组采用Bio-Oss骨粉种植治疗，研究组于对照组基础上联合CGF治疗。对比两组种植效果及治疗后1个月、3个月、6个月种植体新生骨厚度、密度变化情况。结果显示上前牙缺失伴唇侧骨缺损患者采用Bio-Oss骨粉种植治疗中，加用浓缩自体浓缩生长因子纤维蛋白液体治疗的疗效显著，且能有效促进种植体新生骨形成，改善新生骨质量，临床应用价值较高。

闫帝将100例口腔骨缺损患者分为对照组和实验组，每组各50例，对照组采用Bio-Oss骨粉、海奥生物膜治疗，实验组同时联合CGF纤维蛋白液治疗。随访1年，观察两组治疗效果。结果显示对口腔骨缺损种植患者给予CGF纤维蛋白液治疗可以加速骨组织增殖，引导骨再生。

于文凤等将上颌单个前牙缺失伴唇侧牙槽骨缺损的63例患者，随机分为实验组（32例）和对照组（31例）。实验组植入CGF+Bio-Oss骨粉，表面覆盖CGF膜，对照组植入Bio-Oss骨粉，表面覆盖海奥生物膜。分别于术前、术后即刻和术后6个月拍摄CBCT，并于术前、术后6个月测量术区角化龈宽度，比较两组手术前后CBCT和临床数据的变化。结果显示CGF能够明显增加骨增量、降低骨吸收率、增加角化龈宽度，CGF应用于上颌前牙引导骨再生术中表现出了较强的软硬组织再生能力，是一种较理想的骨增量技术。

Yu等将28例单颗上颌前牙缺失伴唇侧骨板缺损可同期植入种植体的患者随机分为两组，每组14例，试验组应用CGF行引导骨再生术，对照组应用胶原膜行引导骨再生术，分析对比两组患者术后疼痛和肿胀程度。术后疼痛采用视觉模拟评分法（VAS）测定，肿胀程度根据肿胀范围划分 4 个等级。结果显示 CGF 的应用可以减轻患者术后肿胀程度，缩短术后肿胀时间。

申龙朵等将骨量严重不足、需进行经牙槽嵴顶上颌窦提升术的 27 例患者，随机分为实验组（15 例）和对照组（12 例）。实验组使用 CGF 联合 Bio-Oss 骨粉，对照组则直接使用 Bio-Oss 骨粉。术后 2 个月、4 个月、6 个月经 CBCT 测定上颌窦内距离种植体末端 1mm 处的新形成骨骨密度（HU 值）。结果显示在经牙槽嵴顶上颌窦提升术中，CGF 联合 Bio-Oss 骨粉作为骨替代材料的成骨能力明显高于单独应用 Bio-Oss 骨粉，为剩余牙槽骨高度（RBH）严重不足需同期种植的患者提供一种临床参考。

Zhou 等在 3 个数据库（PubMed、Embase 和 Cochrane Central）中进行电子检索，检索 2017 年 12 月之前发表的文章进行荟萃分析，纳入了随机对照试验评估 PRP、PRF 与脱矿冻干骨移植物（DFDBA）联合治疗牙周骨内缺损的有效性。结果显示，PRF 和 PRP 能显著减小探诊深度（PD）、增加临床附着水平（CAL）。PRF 对退缩减少（RecRed）的效果显著，PRP 能够显著增加骨填充。数据表明，PRF 和 PRP 可作为促进骨内缺损牙周再生的首选辅助手段。

张璐选取单颗上前牙缺失伴唇侧骨缺损 50 例患者，随机分为试验组和对照组，各 25 例，两组均采用种植同期引导骨再生的手术方式。试验组使用 CGF 纤维蛋白液体 +Bio-Oss 骨粉 + 海奥生物膜进行引导骨再生；对照组使用 Bio-Oss 骨粉 + 海奥生物膜进行引导骨再生。结果显示 CGF 纤维蛋白液体联合 Bio-Oss 骨粉对上前牙缺失伴唇侧骨缺损患者种植疗效较好，CGF 纤维蛋白液体对减少种植体负载后唇侧骨吸收有一定的积极作用。

Movahedian 等将 20 例牙槽骨缺损的患者随机分为试验组和对照组，每组各 10 例。试验组予自体髂骨联合 PRF 植入，对照组仅自体髂骨植入。治疗前和术后 1 年应用锥形束 CT 测量骨形成（骨体积，cm^3）。结果显示在牙槽嵴裂的修复中，PRF 作为生长因子的丰富浓缩来源，能够促进成骨、增加血管化、前体细胞募集和成骨细胞分化，下颌联合骨 + 同种异体骨材料 +PRF 是牙槽骨缺损中小体积骨再生的合适组合。

Shawky 等将 24 例单侧牙槽裂的患者随机分为试验组和对照组，每组各 12 人。试验组予自体髂骨 +PRF 植入，对照组仅予自体髂骨植入。术后 6 个月进行计算机断层扫描，以评估新形成骨的质量和数量。结果显示上颌单侧牙槽裂修复术中，加用 PRF 能改善自体骨植骨新生骨的体积。

罗三莲等将 60 例前牙三壁骨缺损患者随机分成试验组和对照组各 30 例，两组均行牙种植术。对照组加入 Bio-Oss 骨粉和 Bio-Gide 膜，试验组加入 Bio-Oss 骨粉、Bio-Gide 膜和 CGF。术后观察两组种植体愈合情况，术后 1 个月、3 个月、6 个月，通过 CBCT 测量种植体颈部唇侧新骨的厚度、密度值。结果显示 CGF 复合 Bio-Oss 骨粉对前牙三壁骨缺损患者种植疗效较好，CGF 在种植牙治疗中能促进新骨形成。

Angelo 等探讨压电增强骨膜下隧道技术（PeSPTT）治疗上颌前水平萎缩患者。试验组 30 例予 PeSPTT+APRF 治疗，对照组行 PeSPTT 治疗。结果显示，与自体骨相比，使用过 PRF 所获得的（生物）力学稳定性显著提高，旋入扭矩值（ITV）表达量显著提高，几乎提高了两倍。

Tabrizi 等将 24 名特发性骨腔（IBC）患者随机分为两组，每组各 12 例。试验组通过在颊壁上开窗方法接受 PRP，对照组通过在颊壁上开窗并刮除缺损的壁进行常规治疗。术后 3 个月、6 个月和 9 个月对受试者进行随访。结果显示与特发性骨腔的常规处理相比，PRP 的使用可增强骨形成，促进特发性骨腔骨愈合。

（四）推荐意见4

在牙周炎治疗中，浓缩血小板制品可促进患牙牙周组织修复、改善牙周状况；能够有效减少牙周炎即刻种植术后种植体边缘骨的吸收，缩短治疗时间，可有效抑制炎症反应，减轻患者疼痛。

黄海霞等将95例（101颗患牙）慢性牙周炎接受即刻种植的患者随机分为对照组和观察组，在种植体-骨间隙内添加Bio-Oss骨粉引导骨再生的47例患者（49颗患牙）为对照组，在对照组的基础上联合CGF治疗（在种植体-骨间隙内添加Bio-Oss骨粉与CGF）的48例患者（52颗患牙）为观察组。对患者术后10天内不良反应进行记录，对两组患者手术当天、术后3个月和术后6个月边缘骨吸收量进行比较，比较术后3个月、6个月改良菌斑指数（mPLI）和改良出血指（mSBI）。结果显示CGF能有效减少即刻种植术后种植体边缘骨的吸收，促进受损组织的修复，缩短治疗时间，效果显著。

许军旗等将炎症期即刻种植的70例患者随机分为观察组和对照组，每组各35例，患牙各35颗。对照组采取Bio-Oss引导骨再生术治疗，观察组采取浓缩生长因子联合Bio-Oss引导骨再生术治疗，对比两组患者治疗效果。结果显示针对牙周炎患者炎症期即刻种植，采取浓缩生长因子联合Bio-Oss引导骨再生术治疗，可有效抑制炎症反应，减轻患者疼痛程度。

雷朝锋等将20名慢性牙周炎牙槽骨垂直吸收的患者随机分为试验组和对照组（$n=10$）。试验组植入PRF碎片和Bio-Oss骨粉混合物，再覆盖PRF膜，对照组仅植入Bio-Oss骨粉。分别于术前和术后6个月进行探诊深度（probing depth, PD）、附着水平（adhesion level, AL）、Mazza出血指数（bleeding index, BI）检查，并进行骨内袋（IBD）影像学测量。结果显示试验组和对照组术后PD、AL、BI、IBD均优于术前（$p < 0.05$）。术后6个月，试验组PD、AL优于对照组（$p < 0.05$），BI、IBD两组间无统计学意义（$p > 0.05$）。治疗慢性牙周炎弧形骨缺损时，PRF配合Bio-Oss骨移植物的使用可以促进软、硬组织的愈合，而对于成骨作用有限。

周会等将48例美学区牙周炎、根尖周炎行即刻种植患者（共51颗患牙）随机分为观察组和对照组，观察组25颗患牙种植同期采用CGF联合Bio-Oss引导骨再生（GBR）；对照组26颗患牙GBR仅单独应用Bio-Oss。于即刻种植当天、术后3个月、6个月测量种植体肩台下方0mm、4mm、8mm处唇侧骨厚度；并采用疼痛视觉模拟评分法（VAS）评价术后1周内患者疼痛程度。结果显示CGF有利于减少即刻种植术后种植体唇侧水平骨吸收，可促进种植体周围组织修复，其早期效果较明显。而且CGF可缓解术后疼痛。

高强将156例重度牙周炎患者随机分为两组，每组各78例。试验组为手术+CGF组，接受浓缩生长因子联合引导骨再生术治疗；对照组为单纯手术组，接受引导骨再生术治疗。治疗后1周时，测定龈沟液中炎症反应、细胞增殖、骨吸收标志物的含量。结果显示CGF联合引导骨再生术用于重度牙周炎的治疗能够抑制炎症反应、细胞凋亡及骨吸收，有利于牙周组织的重建。

Agarwal等将30例慢性牙周炎患者随机分为两组，每组各15人，试验组行PRF/DFDBA植入，对照组行DFDBA/盐水植入。术后随访1年，检测指标为探诊深度（PD）、临床附着水平（CAL）、牙龈退缩（REC）和放射线照相（骨填充、缺损分辨率和牙槽嵴吸收）测量。结果显示试验组PD、CAL、REC、骨填充和缺损分辨率与对照组比差异有统计学意义。结果表明PRF和DFDBA联合使用比DFDBA加生理盐水治疗下颌骨牙周缺损更有效。

吕欣欣等选取 20 例慢性牙周炎牙槽骨垂直吸收的患牙,共计 60 个位点,随机分为实验组 [PRF+ 引导组织再生术(GTR)联合植骨术组] 和对照组(单纯 GTR 联合植骨术组)各 30 个位点。分别在术前和术后 6 个月拍摄 CBCT 确定术区骨密度,同时记录探诊深度(PD)、临床附着水平(CAL)、出血指数(BI)并进行比较。在此期间,测量术前、术后 1 周、2 周、1 个月、3 个月、6 个月时的角化龈宽度(KTW),观察其变化。结果显示实验组与对照组的 PD、CAL、BI 的均值在术前与术后 6 个月时的差别具有统计学意义($p < 0.05$),其中实验组 CAL 的改善方面要优于对照组($p < 0.05$)。术后 1 个月时,实验组与对照组在角化龈宽度变化程度的差异有统计学意义($p < 0.05$)。而对于骨密度值的变化,两组差别则没有显著性差异。结果显示 PRF 的应用有利于提高 GTR 联合植骨术的临床疗效,在恢复牙周附着丧失方面具有更明显的效果。

李荣等将需要采取翻瓣手术的 20 例慢性重度牙周炎患者随机分为观察组与对照组,每组各 10 例。两组均进行常规的翻瓣手术,观察组在此基础上在牙周组织的缺损部位植入 PRF,对照组患者只接受翻瓣手术,在术前与手术 4 个月后进行探诊深度以及临床附着水平的测量。结果显示两组患者在手术 4 个月后与手术前相比,探诊深度与临床附着水平的差异具有统计学意义($p < 0.05$)。观察组术前和术后的探诊深度与临床附着水平的差异分别和对照组相比,具有统计学意义($p < 0.05$)。结果显示在慢性重度牙周炎的治疗中使用 PRF 治疗,有助于患牙牙周组织的修复、提高牙周情况,效果良好。

Menezes 等将 60 名患有慢性牙周炎的健康、禁烟患者随机分为两组,每组 30 人。试验组行多孔羟基磷灰石 +PRP 植入骨缺损处,对照组行多孔羟基磷灰石 + 盐水植入骨缺损处。在术前以及术后 1 年和 4 年进行临床测量和 X 线检查评估。术后 1 年结果无明显变化;但术后 4 年时试验组临床附着水平高于对照组、牙龈退缩低于对照组、骨填充高于对照组。结果显示 PRP 的加入能够明显提高骨内牙周缺损临床效果。

程福新等将需要进行翻瓣术的重度慢性牙周炎患者 18 例(18 颗患牙)随机分为试验组(9 人 9 颗患牙)和对照组(9 人 9 颗患牙)。试验组行常规翻瓣术后将 PRF 植入牙周组织缺损处,对照组仅行翻瓣术。术前及术后 4 个月测量探诊深度(PD)、临床附着水平(CAL)。结果显示试验组术前、术后的 PD 和 CAL 差值与对照组比较,差异均有统计学意义($p < 0.05$)。结果表明将 PRF 用于重度慢性牙周炎手术治疗中,可促进患牙牙周组织修复、改善牙周状况。

康军等将选择完成牙周基础治疗 3 个月的 12 例牙周炎患者(慢性牙周炎 9 例,侵袭性牙周炎 3 例)的 15 处骨下袋(30 个位点)随机分为两组,其中 10 处骨下袋(20 位点)进行脱矿冻干骨移植物(DFDBA)植骨术(DFDBA 组),另外 5 处(10 个位点)进行 DFDBA 与 PRP 联合植骨术(DFDBA+PRP 组),术后 6 个月复查,比较两组治疗前后的菌斑指数(PI)、出血指数(BI)、牙周探诊深度(PD)和临床附着水平(CAL),以评价临床疗效,并比较两组植骨术的临床疗效差别。结果显示 DFDBA 植骨术以及 DFDBA 与 PRP 联合植骨术治疗牙周骨下袋均有良好的临床疗效,而后者的疗效更优于前者。

徐淑兰等将 28 例 30 枚种植体周围炎发生骨缺损部位先采取外科清创,然后随机分为两组,PRP 组 15 枚种植体采用浓缩血小板血浆、Bio-Oss 人工骨粉及 Bio-Gide 生物膜进行种植体周围炎骨缺损的修复治疗,GBR 组 15 枚种植体采取 Bio-Oss 人工骨粉及 Bio-Gide 生物膜治疗骨缺损,并于治疗后的 3 个月、6 个月、9 个月、12 个月、24 个月、36 个月、48 个月通过 X 线、牙科 CT 及临床检查,观察骨修复的情况。结果显示浓缩血小板血浆能加快、增加种植体周围炎骨缺损的骨修复,且能获得较为理想的临床治疗效果。

(五)推荐意见5

在牙根周边病变中,浓缩血小板制品能够促进术后骨愈合,提高患者术后生活质量,有助于牙根的进一步发育,并支持牙髓活力的维持和恢复,无不良事件发生。

Meschi 等为确定自体血小板浓缩物(autologous platelet concentrate,APC)对牙髓愈合的影响,在 PubMed、Embase 和 Cocrane Library 数据库中,对 2016 年 1 月 16 日以前的资料进行系统回顾。结果显示 APC 可促进术后骨愈合,提高患者术后生活质量,有助于牙根的进一步发育,并支持牙髓活力的维持和恢复,无不良事件发生。

韩芳秋将 72 例年轻恒牙牙根尖周边病变患者随机分为研究组(36 例)和对照组(36 例),对照组实施经典血运重建术,研究组实施 PRF 牙髓血运重建术,局部麻醉后对髓腔进行暴露,再进行根管通路的建立,对坏死牙髓进行去除,利用氯化钠溶液、NaClO 溶液对根管进行清洗,将氢氧化钙糊剂封入到根管内残存的牙髓上。PRF 膜制备完成后,再引血并对三氧化物聚合体(MTA)进行放置,复诊将根管打开,并将糊剂取出,根管清洗完毕后,在根管中放入剪碎的 PRF 膜,再进行引血,采用光滑髓针对根尖周组织及牙髓进行刺穿,致使根管内出血,制成血凝块后,用 MTA 覆盖并对根管口进行封闭。对照组实施经典血运重建术,初次就诊和根管封药与研究组一致,引血并对 MTA 进行放置,采用光滑髓针对根尖周组织及牙髓进行刺穿,根管内不放置 PRF。对两组的临床治疗效果及牙骨质样组织沉积率进行比较。结果显示两种血运重建术的治疗效果都较好,但是与经典血运重建术相比,PRF 牙髓血运重建术牙骨质样组织沉积率更好,值得应用推广。

汪涌等将 26 例患者的 26 颗 Ⅱ 度根分叉病变磨牙进行随机分组治疗。对照组 14 颗患牙施行常规牙周组织引导再生术(Bio-Oss 骨粉 + 生物膜);实验组 12 颗患牙是在对照组手术方法的基础上,先用盐酸米诺环素处理根面 1 分钟,生理盐水冲洗后,应用 PRP 与骨粉混合植入根分叉区,覆盖生物膜。比较两组患牙根分叉病变位点处治疗前后的探诊深度(PD)、水平探诊深度(HPD)和骨密度(BMD)3 项指标。观察时间为术前(基线)、术后 3 个月和 6 个月。结果显示术后两组患牙根分叉病变位点处的 PD、HPD 和 BMD 3 项指标均较基线时有明显改善($p < 0.01$),且实验组的改善优于对照组,两组间的差异有统计学意义($p < 0.05$)。结果提示应用 PRP 联合根面处理能够促进常规牙周再生性手术的临床效果。

Bajaj 等将 72 例下颌磨牙 Ⅱ 度分叉缺损患者随机分为三组,A 组采用开放皮瓣清创术(OFD)加自体 PRF(24 个缺陷);B 组采用 OFD 加自体 PRP(25 个缺陷);C 组单独使用 OFD(23 个缺陷)治疗。术后 9 个月记录临床和放射学参数,例如探查深度、相对垂直临床附着水平、水平临床附着水平以及牙龈边缘水平。结果显示与单独使用 OFD 的患者相比,在两个测试部位(使用 OFD 的 PRF 和使用 OFD 的 PRP)的所有临床和放射学参数均显示出统计学显著改善。与对照组相比,PRF 和 PRP 部位的相对垂直临床附着水平增益也更大,相对水平临床附着水平的增益明显更高。结果提示自体 PRF 或 PRP 的使用均能有效治疗分叉缺损且部位愈合良好。

(六)推荐意见6

口腔黏膜病变中,浓缩血小板制品可以加速口腔黏膜缺损创面愈合进展、减轻术后疼痛并抑制瘢痕形成,可尽快恢复患者口腔正常功能;浓缩血小板制品治疗复发性口腔溃疡可以缩短疼痛和愈合时间。

欧琳琳等将 264 例口腔黏膜组织缺损患者按随机数表法分为观察组与对照组,每组 132 例。对照组切除病变后创面不贴敷任何物质,黏膜边缘直接缝线不剪断,用碘仿纱条反包扎固定牢固;观察组切除病变后将 CGF 膜贴敷于创面上,将 CGF 膜边缘与创缘无张力间断对角缝合,缝线保留不剪断,创面用碘仿纱条反包扎敷料固定牢固。比较两组术后拆除碘仿纱条时间、创面愈合时间、术后 2 周、3 周及 4 周的缺损面积愈合率及疼痛程度、术后 3 个月的术区瘢痕。结果显示 CGF 膜用于口腔黏膜组织缺损修复可加速创面愈合进展、减轻术后疼痛并抑制瘢痕形成,可尽快恢复患者口腔正常功能,适合推广。

龚博林等将 136 例复发性口腔溃疡患者随机分为实验组 71 例及对照组 65 例。实验组应用浓缩生长因子凝胶涂抹溃疡表面 3 次 /d;对照组用重组人表皮生长因子外用溶液喷于溃疡表面,3 次 /d;比较两组溃疡愈合情况。结果显示 CGF 凝胶治疗复发性口腔溃疡可以缩短疼痛和愈合时间,具有应用价值。

（七）推荐意见 7

吸烟会降低浓缩血小板制品移植成功率。

2016 年,邝见娉等将 37 例需要拔牙并同期行自体牙即刻移植术的患者(纳入标准中包括无法控制的吸烟患者)随机分为观察组 20 例和对照组 17 例。观察组患者采用 PRF 联合自体骨填充种植牙周间隙的拔牙同期自体牙即刻移植术,对照组患者采用牛骨替代品(Bio-Oss)填充种植牙周间隙的拔牙同期自体牙即刻移植术,术后随访 10~26 个月。结果表明 PRF 可使术后初期创口愈合率提高,患者有吸烟史影响移植成功。

Yilmaz 等将 24 例慢性牙周炎患者分为两组,12 例吸烟者和 12 例非吸烟者,骨缺损用 PRP 和牛衍生的异种移植物(bovine-derived xenograft,BDX)手术填充治疗。术后 1 年内评估斑块和龈沟出血指数、探诊深度(PD)、相对附着水平、边缘退缩、X 线骨影像。结果显示吸烟会降低 PRP/BDX 的临床效果。

（魏世坤　姚泽欣　王之发　程　飚）

第十一节　浓缩血小板在其他方面的再生康复临床推荐

一、急性鼓膜穿孔的治疗

推荐:浓缩血小板治疗急性鼓膜穿孔可提高鼓膜闭合率(证据级别低)。

Habesoglu 等报道 PRF 能促进急性鼓膜穿孔耳鼓膜的修复。32 例急性外伤性鼓膜穿孔患者被随机分为两组,实验组($n = 14$)用 PRF 进行鼓膜穿孔修补,对照组($n = 18$)不作任何干预。初次检查,实验组穿孔面积为(10.93 ± 3.58)mm^2,对照组穿孔面积为(10.05 ± 4.02)mm^2。术后 1 个月复查,实验组穿孔面积为(1.35 ± 2.53)mm^2,对照组为(4.44 ± 3.34)mm^2($p < 0.01$)。实验组鼓膜闭合率为 64.3%,对照组为 22.2%($p < 0.05$)。

二、上颌窦膜穿孔修复

推荐:PRF 能促进上颌窦膜穿孔修复(证据级别低)。

Öncü 等进行过 PRF 在鼻窦扩大术中治疗上颌窦膜穿孔中的临床效果研究。16 例患者共 20 个鼻窦,10 个有上颌窦膜穿孔鼻窦为实验组,行窦底扩大术 +PRF 修补;10 个无上颌窦膜穿孔鼻窦为对照组,仅行窦底扩大术。两组患者均使用异种皮质骨移植材料填充鼻窦扩大。通过比较术前和术后 CBCT 扫描测量骨高度，组织学切片评估可能的血管生成扩大窦区。结果显示，两组鼻窦均观察到可能由于血管生成增多导致的鼻窦面积增加。两组植入物存活率都是 100%，植入物周围均无骨丢失。CBCT 扫描观察和测量到牙槽骨高度有明显增加。PRF 修补上颌窦膜穿孔效果良好。

三、增加子宫内膜厚度，提高妊娠成功率

推荐：浓缩血小板能增加子宫内膜厚度，提高妊娠成功率（证据级别低）。

针对因子宫内膜薄而导致的反复植入失败和流产的患者。因为这类患者子宫内膜需要适当增厚，并需要拥有良好的血液流动后才能植入胚胎，如果患者达不到这些条件，胚胎就很难在子宫上着床。Chang 等首次报道了应用 PRP 宫内注射改善子宫内膜较薄妇女的子宫内膜厚度。5 例子宫内膜薄需要体外受精（IVF）的妇女在标准激素替代疗法（HRT）治疗后子宫内膜仍较薄（< 7mm），从而必须取消胚胎移植。HRT 周期第 10 天将 0.5~1ml PRP 注入子宫腔，72 小时后如果子宫内膜厚度没有增加，每个周期中再进行 1~2 次 PRP 注射。当子宫内膜厚度达到 7mm 时行胚胎移植。所有患者术后子宫内膜增厚和妊娠均成功。宫内 PRP 灌注是一种新的治疗子宫内膜反应不良的方法。PRP 能促进子宫内膜生长，改善子宫内膜变薄患者的妊娠结局，宫内输注 PRP 是治疗常规治疗反应较差的薄子宫内膜的新方法。

据 Zadehmodarres 等报道，PRP 能够增加因子宫内膜生长不良而取消冷冻胚胎移植（FET）患者的子宫内膜厚度。10 例患者经 PRP 治疗后子宫内膜厚度均超过 7mm，FET 后有 5 例成功妊娠，但其中 1 例妊娠流产，其余 4 例妊娠正在进行中。PRP 对子宫内膜较薄、较差的患者有促进子宫内膜发育的作用。

四、治疗干眼症

推荐：浓缩血小板对干眼症的症状学和不同的干眼体征有更显著的积极作用，特别是中、重度干眼症患者。

García-Conca V 等人对 83 例平均年龄 64 岁的干眼症患者进行一项单中心、前瞻性、随机单盲的比较性研究，评价和比较富血小板血浆（PRP）与透明质酸钠（SH）人工泪液治疗泪腺功能减退的安全性与有效性。在 30 天的治疗中，进行 Schirmer 试验、泪液渗透压、角膜和结膜染色、泪膜破裂时间（TFBUT）、结膜充血测试，应用眼表疾病指数问卷和杯状细胞（caliciform）密度的变化评估干眼症相关症状。结果显示，在治疗 15 天和 30 天时，与 SH 组相比，PRP 组的眼渗透压降低（$p < 0.001$）、症状明显减少（$p < 0.001$）、视力改善（$p < 0.001$）、充血减少（$p < 0.001$）、角膜和结膜染色改善（$p < 0.001$）、Schirmer 试验结果增加（$p \leq 0.005$）、杯状细胞密度更高（$p < 0.001$）。结果表明与 SH 相比，PRP 对干眼症的症状和不同的干眼体征有更显著的积极作用，特别是中、重度干眼症患者。

除此之外，PRP 还有很多成功治疗疾病的报道。如苔藓样硬化（lichen sclerosus，LS）、冷凝肩、足底筋膜炎、椎间盘突出症、瘢痕疙瘩、萎缩性瘢痕和妊娠纹等的治疗，以及预防各类手术后并发症的发生。但所有这些临床研究的证据级别都很低，还缺乏大量的多中心、双盲的研究结果。

（赵　鸿　程　飚）

参 考 文 献

[1] Chen W，Lv H，Liu S，et al. National incidence of traumatic fractures in China：a retrospective survey of 512 187 individuals. Lancet Glob Health，2017，5（8）：e807-e881.

[2] Silverman SL，Kupperman ES，Bukata SV. Fracture healing：a consensus report from the International Osteoporosis Foundation Fracture Working Group. Osteoporos Int，2016，27（7）：2197-2206.

[3] Seyhan N，Keskin S，Aktan M，et al. Comparison of the Effect of Platelet-Rich Plasma and Simvastatin on Healing of Critical-Size Calvarial Bone Defects. J Craniofac Surg，2016，27（5）：1367-1370.

[4] Yin W，Qi X，Zhang Y，et al. Advantages of pure platelet-rich plasma compared with leukocyte-and platelet-rich plasma in promoting repair of bone defects. J Transl Med，2016，14：73.

[5] Younesi M，Knapik DM，Cumsky J，et al. Effects of PDGF-BB delivery from heparinized collagen sutures on the healing of lacerated chicken flexor tendon in vivo. Acta Biomater，2017，63：200-209.

[6] Oryan A，Alidadi S，Moshiri A. Platelet-rich plasma for bone healing and regeneration. Expert Opin Biol Ther，2016，16（2）：213-232.

[7] Maghsoudi O，Ranjbar R，Mirjalili SH，et al. Inhibitory Activities of Platelet-Rich and Platelet-Poor Plasma on the Growth of Pathogenic Bacteria. Iran J Pathol，2017，12（1）：79-87.

[8] Acosta-Olivo C，Garza-Borjon A，Simental-Mendia M，et al. Delayed union of humeral shaft fractures：comparison of autograft with and without platelet-rich plasma treatment：a randomized，single blinded clinical trial. Arch Orthop Trauma Surg，2017，137（9）：1247-1252.

[9] Castillo-Cardiel G，Medina-Quintana VM，Lomeli-Enriquez M，et al. Platelet-rich plasma and its effect on bone regeneration in mandibular fractures. A controlled clinical trial. Gaceta medica de mexico，2017，153（4）：461-467.

[10] Samy AM. The role of platelet rich plasma in management of fracture neck femur：new insights. Int Orthop，2016，40（5）：1019-1024.

[11] 高怡加，陈柏行，黄枫，等. 富血小板血浆联合植骨治疗骨不连疗效的 Meta 分析. 中华关节外科杂志（电子版），2017，11（2）：57-61.

[12] Ghaffarpasand F，Shahrezaei M，Dehghankhalili M. Effects of Platelet Rich Plasma on Healing Rate of Long Bone Non-union Fractures：A Randomized Double-Blind Placebo Controlled Clinical Trial. Bull Emerg Trauma，2016，4（3）：134-140.

[13] 赵子春，李钊伟，闫红秀，等. 富血小板血浆治疗股骨干缺血萎缩型骨不连：前瞻性随机对照临床试验. 中国组织工程研究，2017，21（28）：4442-4447.

[14] 张松，张涛，付桂红，等. 自体富血小板血浆联合骨髓间充质干细胞治疗长骨干骨折术后骨不连. 中国组织工程研究，2017，21（29）：4716-4721.

[15] Duramaz A，Ursavas HT，Bilgili MG，et al. Platelet-rich plasma versus exchange intramedullary nailing in treatment of long bone oligotrophic nonunions. Eur J Orthop Surg Traumatol，2018，28（1）：131-137.

[16] Namazi H，Mehbudi A. Investigating the effect of intra-articular PRP injection on pain and function improvement in patients with distal radius fracture. Orthop Traumatol Surg Res，2016，102（1）：47-52.

[17] 薛庆云，王坤正，裴福兴，等. 中国 40 岁以上人群原发性骨关节炎患病状况调查. 中华骨科杂志，2015，35（12）：1206-1212.

[18] 中国医疗保健国际交流促进会骨科分会. 关节注射浓缩血小板血浆治疗膝骨关节炎的临床实践指南（2018 年版）. 中国关节外科杂志（电子版），2018，12（4）：444-448.

[19] Shen, L, Yuan T, Chen S, et al. The temporal effect of platelet-rich plasma on pain and physical function in the treatment of knee osteoarthritis：systematic review and meta-analysis of randomized controlled trials. J Orthop Surg Res, 2017, 12（1）：16.

[20] 谢雪涛，沈龙祥，陈圣宝，等. 关节内注射富血小板血浆治疗膝骨关节炎的 Meta 分析. 中华关节外科杂志（电子版），2016，10（6）：46-54.

[21] Duymus TM, Mutlu S, Dernek B, et al. Choice of intra-articular injection in treatment of knee osteoarthritis：platelet-rich plasma, hyaluronic acid or ozone options. Knee Surg Sports Traumatol Arthrosc, 2017, 25（2）：485-492.

[22] Forogh B, Mianehsaz E, Shoaee S, et al. Effect of single injection of platelet-rich plasma in comparison with corticosteroid on knee osteoarthritis：a double-blind randomized clinical trial. J Sports Med Phys Fitness, 2016, 56（7-8）：901-908.

[23] Görmeli G, Görmeli CA, Ataoglu B, et al. Multiple PRP injections are more effective than single injections and hyaluronic acid in knees with early osteoarthritis：a randomized, double-blind, placebo-controlled trial. Knee Surg Sports Traumatol Arthrosc, 2017, 25（3）：958-965,

[24] Montañez-Heredia E, Irízar S, Huertas PJ, et al. Intra-Articular Injections of Platelet-Rich Plasma versus Hyaluronic Acid in the Treatment of Osteoarthritic Knee Pain：A Randomized Clinical Trial in the Context of the Spanish National Health Care System. Int J Mol Sci, 2016, 17（7）：1064.

[25] Paterson KL, Nicholls M, Bennell KL, et al. Intra-articular injection of photo-activated platelet-rich plasma in patients with knee osteoarthritis：a double-blind, randomized controlled pilot study. BMC Musculoskelet Disord, 2016, 17：67.

[26] Smith, PA. Intra-articular Autologous Conditioned Plasma Injections Provide Safe and Efficacious Treatment for Knee Osteoarthritis：An FDA-Sanctioned, Randomized, Double-blind, Placebo-controlled Clinical Trial. Am J Sports Med, 2016, 44（4）：884-891.

[27] Vaquerizo V, Padilla S, Aguirre JJ, et al. Two cycles of plasma rich in growth factors（PRGF-Endoret）intra-articular injections improve stiffness and activities of daily living but not pain compared to one cycle on patients with symptomatic knee osteoarthritis. Knee Surg Sports Traumatol Arthrosc, 2018, 26（9）：2615-2621.

[28] Lana JF, Weglein A, Sampson SE, et al. Randomized controlled trial comparing hyaluronic acid, platelet-rich plasma and the combination of both in the treatment of mild and moderate osteoarthritis of the knee. J Stem Cells Regen Med, 2016, 12（2）：69-78.

[29] Dai WL, Zhou AG, Zhang H, et al. Efficacy of Platelet-Rich Plasma in the Treatment of Knee Osteoarthritis：A Meta-analysis of Randomized Controlled Trials. Arthroscopy, 2017, 33（3）：659-670.

[30] Meheux CJ, McCulloch PC, Lintner DM, et al. Efficacy of Intra-articular Platelet-Rich Plasma Injections in Knee Osteoarthritis：A Systematic Review. Arthroscopy, 2016, 32（3）：495-505.

[31] Chen CPC, Cheng CH, Hsu CC, et al. The influence of platelet rich plasma on synovial fluid volumes, protein concentrations, and severity of pain in patients with knee osteoarthritis. Exp Gerontol, 2017, 93：68-72.

[32] Zhang Q, Zhang T. Effect on Pain and Symptoms of Aspiration Before Hyaluronan Injection for Knee Osteoarthritis：A Prospective, Randomized, Single-blind Study. Am J Phys Med Rehabil, 2016, 95（5）：366-371.

[33] Imai S, Kumagai K, Yamaguchi Y, et al. Platelet-Rich Plasma Promotes Migration, Proliferation, and the Gene Expression of Scleraxis and Vascular Endothelial Growth Factor in Paratenon-Derived Cells In Vitro. Sports Health, 2019, 11(2): 142-148.

[34] Xu K, Al-Ani MK, Sun YJ, et al. Platelet-rich plasma activates tendon-derived stem cells to promote regeneration of Achilles tendon rupture in rats. Tissue Eng Regen Med, 2017, 11(4): 1173-1184.

[35] Muto T, Kokubu T, Mifune Y, et al. Effects of platelet-rich plasma and triamcinolone acetonide on interleukin-1β-stimulated human rotator cuff-derived cells. Bone Joint Res, 2016, 5(12): 602-609.

[36] Takamura M, Yasuda T, Nakano A, et al. The effect of platelet-rich plasma on Achilles tendon healing in a rabbit model. Acta Orthop Traumatol Turc, 2017, 51(1): 65-72.

[37] Krismer AM, Cabra RS, May RD, et al. Biologic response of human anterior cruciate ligamentocytes on collagen-patches to platelet-rich plasma formulations with and without leucocytes. J Orthop Res, 2017, 35(12): 2733-2739.

[38] Lädermann A, Zumstein MA, Kolo FC, et al. In vivo clinical and radiological effects of platelet-rich plasma on interstitial supraspinatus lesion: Case series. Orthop Traumatol Surg Res, 2016, 102(8): 977-982.

[39] Boesen AP, Hansen R, Boesen MI, et al. Effect of High-Volume Injection, Platelet-Rich Plasma, and Sham Treatment in Chronic Midportion Achilles Tendinopathy: A Randomized Double-Blinded Prospective Study. Am J Sports Med, 2017, 45(9): 2034-2043.

[40] 赵月强, 朱占永, 李爱林, 等. 富血小板血浆治疗慢性难愈性创面的临床研究. 临床外科杂志, 2016, 24(3): 175-178.

[41] 杨蔡伟, 熊敏, 冒海军. PRP治疗难愈性骨或腱性组织外露创面的疗效分析. 现代医学, 2017, 45(12): 1704-1708.

[42] 陈伟炳, 陈春妹, 范华云, 等. 富血小板血浆联合异种皮治疗难愈性溃疡创面的效果分析. 中外医疗, 2017, 36(27): 29-31.

[43] 谷宝凤, 周军利, 李亚文. PRP治疗慢性难愈性创面的临床研究. 甘肃医药, 2018, 37(02): 112-114.

[44] 马锦鹏. 观察VSD结合富血小板血浆治疗难愈性创面的临床效果. 中国实用医药, 2018, 13(5): 117-118.

[45] 陈健, 谢包根, 黄永新, 等. 富血小板血浆联合清创术治疗难愈性创面的疗效观察. 中国美容医学, 2018, 27(4): 11-14.

[46] 高文华, 张宏亮, 胡玉庆, 等. 自体富血小板血浆凝胶联合皮瓣移植修复对难愈性创面的治疗效果. 局解手术学杂志, 2018, 27(2): 88-92.

[47] Martinez-Zapata MJ, Marti-Carvajal AJ, Sola I, et al. Autologous platelet-rich plasma for treating chronic wounds. Cochrane Database Syst Rev, 2016, 5: CD006899.

[48] Yeung CY, Hsieh PS, Wei LG, et al. Efficacy of Lyophilised Platelet-Rich Plasma Powder on Healing Rate in Patients With Deep Second Degree Burn Injury: A Prospective Double-Blind Randomized Clinical Trial. Ann Plast Surg, 2018, 80(2S Suppl 1): S66-S69.

[49] 许贤君. 自体富血小板血浆凝胶促深Ⅱ度烧伤创面组织修复和再生的效果观察. 广西医学, 2016, 38(07): 1015-1017.

[50] 吴厚铨, 吴杉英. PRP联合紫草油在深Ⅱ度烧伤创面治疗中的临床疗效观察. 基层医学论坛, 2018, 22(16): 2238-2239.

[51] 马晓明, 段鹏. 深Ⅱ度烧伤创面修复中富含血小板血浆外敷的作用研究. 实用医技杂志, 2019, 26(5):

600-602.

[52] 蔡玉辉, 王磊, 朱兴华, 等 . 富血小板血浆结合自体网状皮移植治疗Ⅲ度烧伤创面的临床研究 . 南京医科大学学报, 2018, 38(10): 1446-1450.

[53] Ahmed M, Reffat SA, Hassan A, et al. Platelet-Rich Plasma for the Treatment of Clean Diabetic Foot Ulcers. Ann Vasc Surg, 2017, 38: 206-211.

[54] 张学成, 孟凡军, 战大川, 等 . 自体富血小板血浆联合负压封闭引流在糖尿病足溃疡治疗中应用 . 临床军医杂志, 2017, 45(12): 1261-1263.

[55] Del Pino-Sedeño T, Trujillo-Martín MM, Andia I, et al. Platelet-rich plasma for the treatment of diabetic foot ulcers: A meta-analysis. Wound Repair Regen, 2018, 27(2): 170-182.

[56] 牛彩丽, 黄锐娜, 徐滋琪, 等 . 富血小板血浆治疗糖尿病足溃疡: 疗效及安全性的 Meta 分析 . 中国组织工程研究, 2019, 23(14): 2285-2291.

[57] Escamilla Cardenosa M, Dominguez-Maldonado G, Cordoba-Fernandez A. Efficacy and safety of the use of platelet-rich plasma to manage venous ulcers. J Tissue Viability, 2017, 26(2): 138-143.

[58] Moneib HA, Youssef SS, Aly DG, et al. Autologous platelet-rich plasma versus conventional therapy for the treatment of chronic venous leg ulcers: A comparative study. J Cosmet Dermatol, 2018, 17(3): 495-501.

[59] 翟亚东 . 富血小板血浆应用在慢性静脉性溃疡中临床疗效的 Meta 分析 . 山西医科大学, 2018.

[60] 谭长龙 . 自体富血小板血浆治疗供皮区创面疗效分析 . 中国烧伤创疡杂志, 2018, 30(5): 349-352.

[61] 刘泉体, 兰婷, 吴佳奇 . 富血小板血浆制备技术及其抗菌效应的研究进展 . 重庆医学, 2019, 48(1): 69-72.

[62] 杨彪, 王珊, 张岩, 等 . 负压创面联合富血小板血浆治疗慢性难愈性创面: 加速创面的再上皮化及愈合率 . 中国组织工程研究, 2019, 23(26): 4181-4186.

[63] Jee CH, Eom NY, Jang HM, et al. Effect of autologous platelet-rich plasma application on cutaneous wound healing in dogs. J Vet Sci, 2016, 17(1): 79-87.

[64] Farghali HA, AbdElKader NA, Khattab MS, et al. Evaluation of subcutaneous infiltration of autologous platelet-rich plasma on skin-wound healing in dogs. Biosci Rep, 2017, 37(2): BSR20160503.

[65] Hara T, Kakudo N, Morimoto, et al. Platelet-rich plasma stimulates human dermal fibroblast proliferation via a Ras-dependent extracellular signal-regulated kinase 1/2 pathway. J Artif Organs, 2016, 19(4): 372-377.

[66] Guo SC, Tao SC, Yin WJ, et al. Exosomes derived from platelet-rich plasma promote the re-epithelization of chronic cutaneous wounds via activation of YAP in a diabetic rat model. Theranostics, 2017, 7(1): 81-96.

[67] Li K, Li F, Li J, et al. Increased survival of human free fat grafts with varying densities of human adipose-derived stem cells and platelet-rich plasma. J Tissue Eng Regen Med, 2017, 11(1): 209-221.

[68] Blumenschein AR, Freitas-Junior R, Moreira MA, et al. Is the combination of fat grafts and platelet rich plasma effective in rats. Acta Cir Bras, 2016, 31(10): 668-674.

[69] Brouwers MC, Kerkvliet K, Spithoff K. The AGREE reporting checklist: a tool to improve reporting of clinical practice guidelines. BMJ, 2016, 352: i1152.

[70] Catherine CM, Kimberly SK, Grace P et al. Evaluating Platelet-Rich Therapy for Facial Aesthetics and Alopecia: A Critical Review of the Literature. Plast Reconstr Surg, 2018, 141(5): 1115-1123.

[71] Lei X, Xu P, Cheng B. Problems and Solutions for Platelet-Rich Plasma in Facial Rejuvenation: A Systematic Review. Aesth Plast Surg, 2019, 43(2): 457-469.

[72] Elnehrawy NY, Ibrahim ZA, Eltoukhy AM, et al. Assessment of the efficacy and safety of single platelet-rich

plasma injection on different types and grades of facial wrinkles. J Cosmet Dermatol, 2017, 16(1): 103-111.

[73] Cameli N, Mariano M, Cordone I, et al. Autologous Pure Platelet-Rich Plasma Dermal Injections for Facial Skin Rejuvenation: Clinical, Instrumental, and Flow Cytometry Assessment. Dermatol Surg, 2017, 43(6): 826-835.

[74] Gawdat HI, Tawdy AM, Hegazy RA, et al. Autologous platelet-rich plasma versus ready made growth factors in skin rejuvenation: A split face study. J Cosmet Dermatol, 2017, 16(2): 258-264.

[75] Alam M, Hughart R, Champlain A, et al. Effect of Platelet-Rich Plasma Injection for Rejuvenation of Photoaged Facial Skin: A Randomized Clinical Trial. JAMA Dermatol, 2018, 154(12): 1447-1452.

[76] Everts PA, Pinto PC, Girão L, et al. Autologous pure platelet-rich plasma injections for facial skin rejuvenation: Biometric instrumental evaluations and patient-reported outcomes to support antiaging effects. J Cosmet Dermatol, 2019, 18(4): 985-995.

[77] Lee ZH, Sinno S, Poudrier G, et al. Platelet rich plasma for photodamaged skin: A pilot study. J Cosmet Dermatol, 2019, 18(1): 77-83.

[78] Mohammadi S, Nasiri S, Mohammadi MH, et al. Evaluation of platelet-rich plasma gel potential in acceleration of wound healing duration in patients underwent pilonidal sinus surgery: A randomized controlled parallel clinical trial. Transfus Apher Sci, 2017, 56(2): 226-232.

第六章 浓缩血小板治疗膝骨关节炎后康复评估及应用示例

浓缩血小板血浆治疗作为再生康复的重要治疗方法，应用于人体肌骨、神经等领域。除了实验室检查、影像学测评外，功能学的检查也是必需的，由此我们必须对患者进行细致的康复评定。康复评定技术是研究有关功能状况的理论和技能的一门医学学科，是通过评定获得功能障碍相关信息的必要阶段，是制订适宜康复治疗计划的前提，是保障康复治疗安全的基础，是对病、伤、残患者的功能状况及其水平进行定性或定量的描述，并对其结果做出合理解释的过程，是康复工作者的一项基本专业技能。

康复评定的内容包括主观资料、客观资料、功能评定、制订康复计划4部分，即目前普遍采用的SOAP法，内容包括：①主观资料（subjective data，简称S），主要指患者详细的病史，包括患者个人的主诉及其他的临床症状；②客观资料（objective data，简称O），体格检查发现的客观体征和功能表现；③功能评定（assessment，简称A），对上述资料进行整理和分析；④制订康复计划（plan，简称P），拟订处理计划，包括有关的进一步检查、会诊、诊断、康复治疗和处理等。

（一）病史

在康复评定中，病史采集基本与临床病史采集一致，主要包括主诉、现病史、功能史、既往史、系统回顾、患者概况和家族史等，一般通过对患者或其家属、照顾者访谈询问来获得病史。

（二）体格检查

康复医师所做的体格检查与一般的医学检查很多都是相同的，也必须经过良好的培训。通过望、触、叩、听检查，可以寻找进一步支持和形成诊断的证据。但是，康复医疗的体格检查与一般的医学检查也有不同之处，除从体格检查获得信息帮助建立医学诊断外，还有两个主要任务：①通过详细的检查获得结果，以确定疾病引发的残疾和残障；②确定残存的躯体、心理和智力上的能力，以此作为重建功能独立性的基础。

一般来说，康复医学特别注意骨科和神经学检查，而功能评定则是体格检查中的一个有机部分。严重的运动、认知和交流障碍使一些患者很难或不可能跟随医师的指令，并限制了某些传统的体格检查项目。通常要求有创意地完成这些检查，此时，就需要专业人员具备特殊的专业检查技巧。

康复医学体格检查的范围有生命体征和一般情况、皮肤和淋巴、头、眼、耳、鼻、口腔和咽喉、颈、胸、心脏和外周血管系统、腹部、泌尿生殖系统和直肠、肌肉骨骼系统、神经系统检查。

（三）功能评定

由于康复的范畴涉及医疗、职业、教育和社会等领域，康复评定的内容就包含有心理、言语、运动、自理、职业和社会等方面。对于不同类型的患者还各有其特定要求。常做的评定项目通常在功能的5个方面和障碍的3个不同层次上进行。

1. 功能的 5 个方面

（1）躯体功能评定包括姿势反射与原始反射评定、关节功能评定、感觉与知觉评定、肌力与肌张力评定、上肢功能评定、下肢功能评定、脊柱功能评定、步态分析、神经电生理评定、协调与平衡评定、上、下肢穿戴假肢或矫形器后功能评定、脊柱矫形器评定等，了解患者的运动功能。

（2）日常生活活动能力包括穿衣、吃饭、大小便等，了解患者生活是否可以自理，以及在达到自理的层面上需要给予的帮助。

（3）言语功能评定一般包括失语症评定、构音障碍评定、言语失用评定、言语错乱评定、痴呆性言语评定、言语发育迟缓的评定、听力测定和发音功能的仪器评定等，了解患者的沟通和交流能力。

（4）社会功能评定一般包括社会生活能力评定、生活质量评定、就业能力的医学评定等，了解患者回归家庭和社会的能力。

（5）精神（心理）功能评定一般包括情绪评定、残疾后心理状态评定、痴呆评定、非痴呆性认知障碍（注意力、记忆、思维）评定、智力测定、性格评定等，了解患者的认知能力和心理状况。

2. 障碍的 3 个层次　通过对损伤、活动受限和参与限制 3 个层次全面的评定，制订出个性化、整体性的康复计划。

（1）损伤的评定包括评定人体形态、关节功能（活动度、灵活性和稳定性）、肌肉功能（肌力、耐力）、运动功能的发育、运动控制（肌张力、反射、姿势、平衡与协调、运动模式、步态）、感觉、循环和呼吸功能、认知、语言、情绪、行为等。

（2）活动受限的评定包括评定日常生活活动等自理能力、生产性活动（工作、家务管理、学生学习和发育期婴幼儿玩耍）、休闲活动等。

（3）参与限制的评定包括评定居住环境、社区环境、社会人文环境、生活质量等。

一、概述

浓缩血小板中的生长因子有利于组织的再生和修复。目前，在膝骨关节炎（knee osteoarthritis，KOA）诊治领域有多部指南发布，其中对 PRP 治疗 KOA 进行了推荐意见说明。但目前尚无指南对 PRP 治疗后的康复策略进行推荐或描述，为更好地规范 PRP 在 KOA 领域的应用，我们依据国内外制定指南的方法学和步骤，以当前的最佳证据，根据 KOA 的康复评估情况，制定膝关节腔注射浓缩（富）血小板血浆后的康复策略推荐意见。

二、推荐意见

（一）推荐意见 1

膝关节腔注射富血小板血浆后进行力量训练和减重可以防止 KOA 加重、缓解疼痛。

适度的锻炼与降低严重 KOA 的风险有关，这表明运动对软骨退化有保护作用。Mikesky 等的一项 RCT 研究（n=221）评价了力量训练与关节活动度训练对 KOA 恶化的影响。按性别、放射学结果和膝关节疼痛严重程度进行分层，并随机进行力量训练（包括膝关节屈伸肌群、俯卧撑）或关节活动度训练（图 6-0-1）。结果显示两组的受试者在 30 个月内下肢肌力均有下降，但力量训练组慢于关节活动度训练组。与关节活动度训练组相比，力量训练组膝关节间隙变窄速率降低了 26%（无统计学差异）。

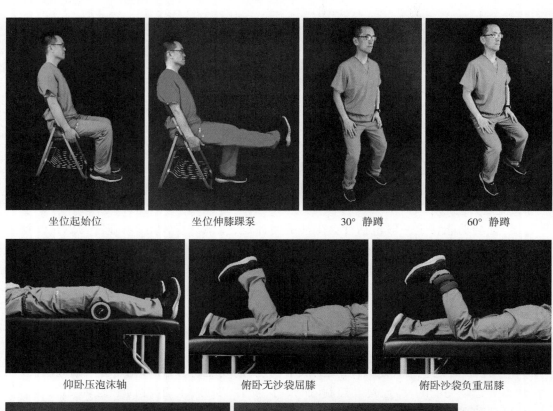

| 坐位起始位 | 坐位伸膝踝泵 | 30°静蹲 | 60°静蹲 |

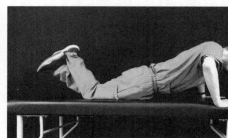

仰卧压泡沫轴　　　　　　　俯卧无沙袋屈膝　　　　　　俯卧沙袋负重屈膝

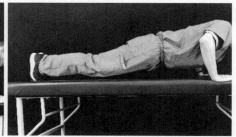

膝位俯卧撑　　　　　　　　　　　足位俯卧撑

图 6-0-1　膝关节周围肌肉力量训练

（二）推荐意见 2

膝关节腔注射富血小板血浆后进行膝关节稳定性与神经肌肉训练可以防止 KOA 加重，缓解疼痛。

超过 60% KOA 患者因疼痛和活动限制出现膝关节不稳，膝关节通过静态和动态稳定性训练以增强膝关节稳定性（图 6-0-2）。Knoop 等的一项 RCT 二次研究（$n=159$）评价了神经肌肉训练（上肢肌肉力量和膝关节本体感觉训练）对 KOA 患者的疗效。结果显示 38 周后患者肌肉力量改善与疼痛缓解、WOMAC 及计时起立行走测试（TUG）时间改善相关，但本体感觉训练无明显相关性。Mau-Moeller 等的一项研究（$n=14$）分析了 KOA 对股四头肌神经肌肉功能的影响。结果显示：KOA 组在不同角度股四头肌的等长最大自主收缩力矩低于对照组。

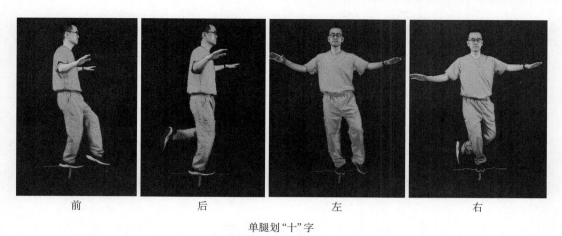

| 前 | 后 | 左 | 右 |

单腿划"十"字

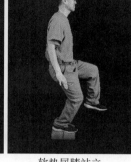
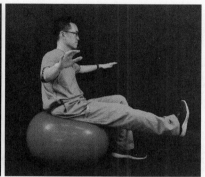

| 软垫伸膝站立 | 软垫屈膝站立 | 瑜伽球单腿坐位 |

图 6-0-2　神经肌肉训练

（三）推荐意见3

膝关节腔注射富血小板血浆后进行关节松动术等手法以缓解僵硬、疼痛，改善膝关节功能。

Anwer 等完成了手法对 KOA 患者疼痛、功能和身体表现影响的 11 篇 RCT 的系统评价（$n=494$）。结果表明与运动治疗组相比，手法组的 VAS 分数、WOMAC 疼痛、功能评分下降及上下楼时间的缩短具有统计学意义。手法在减轻 KOA 患者疼痛、改善功能和身体表现方面具有短期益处。Bove 等的一项 RCT 研究（$n=300$）从经济学角度表明运动、手法以及支具联合使用能降低医疗成本。

（四）推荐意见4

膝关节腔注射富血小板血浆后进行全身振动、高强度激光等理疗。

Li 等评价了 5 篇关于全身振动疗法对 KOA 患者影响的 RCT（$n=168$）。结果显示全身振动（WBV）和其他形式的运动在疼痛和自我报告状态方面无差异，仅平衡功能提升较大。

Nazari 等的一项 RCT（$n=93$）评价了高强度激光治疗、常规物理疗法和运动疗法对 KOA 患者疼痛和功能的影响。结果显示高强度激光治疗在减轻疼痛、增加 WOMAC 功能评分方面明显比其他组更有效。高强度激光治疗与运动疗法相结合的治疗方法可能对 KOA 患者产生积极影响。但目前证据并不支持低强度激光治疗作为 KOA 患者治疗的有效性。Huang 等完成了 9 篇低强度激光治疗对 KOA 疗效的 RCT 系统评价（$n=518$）。结果显示低强度激光治疗对疼痛、WOMAC 僵硬以及功能评分没有显著改善。

Fazaa 等的一项 RCT（$n=240$）评价了热疗法和非热康复治疗 KOA 的疗效。结果显示治疗后第 21 天，两组疼痛缓解没有差异。但在第 12 个月时，热疗组疼痛明显改善。

（五）推荐意见5

膝关节腔注射富血小板血浆后使用电针刺激。

Lv 等的一项 RCT（$n=301$）评价了强电针、弱电针和假电针刺激对 KOA 患者慢性疼痛的疗效。结果显示经过 2 周治疗，强电针刺激与基线相比，疼痛和 WOMAC 评分改善，优于弱或假电针刺激。其中有 43 例次不良事件，包括出血、扎针部位疼痛及皮下血肿。

（何红晨　向小娜　刘　岩）

参 考 文 献

[1] David X. Cifu. Braddom's 物理医学与康复医学：第 5 版. 励建安，毕胜，黄晓琳，译. 北京：科学出版社，2018.

[2] 恽晓平. 康复疗法评定学. 北京：华夏出版社，2014.

[3] Walter R. Frontera. DeLisa 物理医学与康复医学理论与实践：第 5 版. 励建安，毕胜，黄晓琳，译. 北京：人民卫生出版社，2013.

[4] 王玉龙. 康复功能评定学. 2 版. 北京：人民卫生出版社，2013.

[5] 中华医学会. 临床技术操作指南物理医学与康复学分册. 北京：人民军医出版社，2004.

[6] 全国卫生专业技术资格考试专家委员会. 康复医学与治疗技术. 北京：人民卫生出版社，2013.

[7] 燕铁斌. 物理治疗学. 北京：人民卫生出版社，2010.

[8] 于立身. 前庭功能检查技术. 西安：第四军医大学出版社，2013.

[9] 卓大宏. 中国康复医学. 2 版. 北京：华夏出版社，2003.

[10] Saute JAM, Donis KC, Serrano-Munuera C, et al. Ataxia rating scales—psychometric profiles, natural history and their application in clinical trials. Cerebellum, 2012, 11（2）：488-504.

[11] Schmitz-Hübsch T. Scale for the Assessment and Rating of Ataxia（SARA）. Encyclopedia of Movement Disorders, 2006, 66（11）：95-99.

第七章

浓缩血小板血浆临床治疗禁忌证

浓缩血小板血浆在治疗疾病中发挥作用的主要成分是血小板。血小板相关疾病或者长期服用影响血小板功能的药物，被认为是浓缩血小板血浆治疗的禁忌证。同理，浓缩血小板血浆作为一种血液制品，从自身血液提取而成，相应来说，遗传性或获得性血液相关疾病以及血源性感染如败血症等也被纳入浓缩血小板血浆治疗的禁忌证。另外，由于浓缩血小板血浆有促进细胞增殖的作用，由于担心浓缩血小板血浆促进肿瘤细胞的增生，一般也不建议用于肿瘤患者，特别是恶性肿瘤患者。然而，到目前为止，以上提到的这些禁忌证均为理论推理，并没有充分的数据支持。

Matteo 报道了一例用浓缩血小板血浆注射治疗膝关节损伤的病例。该患者膝关节炎 Kellgren-Lawrence 分级为 3 级，内侧与外侧半月板退变，膝关节肿胀、疼痛，关节活动度（ROM）为 110°。该患者因心血管疾病在 7 年前接受了冠状动脉搭桥术，长期每天服用阿司匹林 160mg。由于阿司匹林可抑制血小板生成血栓素 A2，影响血小板功能，所以长期服用阿司匹林在临床上通常被认为是浓缩血小板血浆治疗的禁忌证。该患者经过多种保守治疗方法后无明显好转，遂接受了浓缩血小板血浆注射治疗，且治疗期间并未停用阿司匹林。经过三次浓缩血小板血浆注射治疗之后，患者的 IKDC 评分从 45.4 分提高至 100 分，患者膝盖肿胀与疼痛完全消失，膝关节功能恢复正常。由于担心阿司匹林可能带来出血增加的风险，有学者建议停用阿司匹林一周之后再进行浓缩血小板血浆的治疗。而阿司匹林停用一周，有可能会导致脑部微血栓形成，从而产生严重并发症。

以上文献提示我们，抑制血小板凝血功能的药物可能并不一定抑制血小板促进组织修复的功能。所以，在浓缩血小板血浆的治疗机制未完全阐明之前，对于患者是否"适用"或"禁用"浓缩血小板血浆治疗，需要综合多种因素权衡考量。针对长期服用抗凝药的患者，Muffulli 提出，如果血液国际标准化比率（international normalization ratio，INR）小于 2.5，可以使用浓缩血小板血浆治疗，用小于 25 号的注射针进行注射，但要告知患者有可能增加出血风险。

除了根据浓缩血小板血浆本身血液属性所产生的禁忌证以外，浓缩血小板血浆促进细胞增殖等的功能属性也产生了一系列相关禁忌证，如恶性肿瘤患者的浓缩血小板血浆是否会诱发或者促进局部的肿瘤形成和发展。近年来，随着血小板来源囊泡和外泌体的研究，发现血小板在肿瘤形成、发展和远处转移过程中有着非常重要的作用。理论上，对于晚期恶性肿瘤转移的患者，浓缩血小板血浆的应用有可能增加局部肿瘤形成的概率（血小板有助于瘤巢形成和促进癌细胞增殖），但目前未见相关文献报道。基于此，我们将恶性肿瘤设为浓缩血小板血浆的相对禁忌证。针对未转移的恶性肿瘤患者或者良性肿瘤患者，在肿瘤切除之后，是否可以应用浓缩血小板血浆促进局部骨与软组织缺损的修复，如果肿瘤切除之后，边界安全，可以应用浓缩血小板血浆技术。这方面已有较多文献报道，浓缩血小板血浆组与对照组相比，可以促进组织缺损的修复，但并未增加肿瘤的复发。

综上所述,在临床实际应用中,应根据患者的具体情况和浓缩血小板血浆应用的风险和收益,充分告知患者知情同意后,酌情使用。以美容为目的的治疗禁忌证应适当从严把控,而功能性治疗可能也要考虑不同的情形,如难愈创面的治疗禁忌证可能会适当从宽。总之,本章节列出的浓缩血小板血浆临床应用的绝对禁忌证和相对禁忌证是基于已发表的相关文献、国际细胞医学会发表的《富血小板血浆应用指南》,以及该领域专家讨论之后的共识,制定出的整体浓缩血小板血浆的治疗禁忌证。可能随着浓缩血小板血浆机制的研究深入,以及更多循证医学证据发表,将进行修改与完善,或者根据不同治疗需求制定各自的相对与绝对禁忌证。

一、绝对禁忌证

1. 遗传性或获得性血液凝固障碍患者,如血小板功能障碍综合征、严重血小板减少症、凝血功能下降、新月形红细胞症、卟啉症。

2. 局部存在破溃、感染等不适合注射或敷用治疗的患者。

3. 严重代谢或功能紊乱患者。

4. 血流动力学不稳定、败血病或急性感染患者。

5. 凝血酶成分过敏的患者(如果浓缩血小板血浆在使用过程中需要凝血酶激活)。

6. 不愿接受风险的患者。

二、相对禁忌证

1. 女性月经期。

2. 恶性肿瘤患者,特别是造血系统或骨骼系统,以及患有骨性或骨转移患者。

3. 自身免疫性疾病患者,如红斑狼疮。

4. 在 3 天内服用阿司匹林或其他改变血小板功能药物的患者(阿司匹林、ω-3、维生素 C)。影响血小板稳定性的抗血栓药会影响血小板的功效,必须在注射治疗之前的适当时间停用。

5. 1 个月内患处曾注射皮质激素、全身皮质激素治疗停药未超过 2 周、吸烟。

6. 1 个月内膝盖注射皮质类固醇或 2 周内全身使用皮质类固醇。

7. 最近发热或患病患者。

8. 血小板计数 $< 10^5/\mu l$、贫血(血红蛋白 $< 10g/dl$)患者。

(杨星光　袁　霆　程　飚　魏世坤)

参 考 文 献

[1] Spartalis E, Athanasiou A, Spartalis M, et al. Platelet-rich plasma and peripheral nerve regeneration: a potential contraindication to its use after tumor excision. Expert Opin Biol Ther, 2017, 17(8): 1045-1046.

[2] Di Matteo B, Filardo G, Lo Presti M, et al. Chronic anti-platelet therapy: a contraindication for platelet-rich plasma intra-articular injections. Eur Rev Med Pharmacol Sci, 2014, 18(1 Suppl): 55-59.

[3] Jayaram P, Yeh PC, Cianca J. Platelet-rich plasma protocols can potentiate vascular emboli: Contraindications to platelet-rich plasma. The Journal of the International Society of Physical and Rehabilitation Medicine, 2019, 2(2): 104.

[4] Maffulli N. Platelet rich plasma in musculoskeletal practice. London：Springer，2016.

[5] Tao SC，Guo SC，Zhang CQ. Platelet-derived Extracellular Vesicles：An Emerging Therapeutic Approach. Int J Biol Sci，2017，13（7）：828-834.

[6] Marx RE，Carlson ER，Eichstaedt RM，et al. Platelet-rich plasma：Growth factor enhancement for bone grafts. Oral Surg Oral Med Oral Pathol Oral Radiol Endod，1998，85（6）：638-646.

[7] Alamdari DH，Asadi M，Rahim AN，et al. Efficacy and Safety of Pleurodesis Using Platelet-Rich Plasma and Fibrin Glue in Management of Postoperative Chylothorax After Esophagectomy. World J Surg，2018，42（4）：1046-1055.

[8] Kumar KA，Rao JB，Pavan Kumar B，et al. A prospective study involving the use of platelet rich plasma in enhancing the uptake of bone grafts in the oral and maxillofacial region. J Maxillofac Oral Surg，2013，12（4）：387-394.

[9] 季锋，许华. 富血小板血浆用于软组织炎症及损伤治疗的研究进展. 中国疼痛医学杂志，2017，23（2）：135-138.

[10] Crane D，Everts PA. Platelet rich plasma（PRP）matrix grafts. PPM，2008，8：12-27.

[11] Tate KS，Crane DM. Platelet rich plasma grafts in musculoskeletal medicine. J Prolother，2010，2：371-376.

[12] Badran KW，Sand JP. Platelet-Rich Plasma for Hair Loss：Review of Methods and Results. Facial Plast Surg Clin North Am，2018，26（4）：469-485.

[13] Spartalis E，Athanasiou A，Spartalis M，et al. Platelet-rich plasma and peripheral nerve regeneration：a potential contraindication to its use after tumor excision. Expert Opin Biol Ther，2017，17（8）：1045-1046.

[14] Owczarczyk-Saczonek A，Wygonowska E，Budkiewicz M，et al. Serum sickness disease in a patient with alopecia areata and Meniere' disease after PRP procedure. J Dermatol Ther，2019，32（2）：e12798.

[15] Ramsook RR，Danesh H. Timing of Platelet Rich Plasma Injections During Antithrombotic Therapy. Pain Physician，2016，19（7）：1055-1061.

[16] 邝见娉，刘军平，陈富广. 浓缩血小板纤维蛋白联合自体骨在拔牙同期自体牙即刻移植术中的应用. 深圳中西医结合杂志，2016，26（11）：124-126.

[17] Yilmaz S，Cakar G，Ipci SD，et al. Regenerative treatment with platelet-rich plasma combined with a bovine-derived xenograft in smokers and non-smokers：12-month clinical and radiographic results. J Clin Periodontol，2010，37（1）：80-87.

第八章

患 者 随 访

随访是医疗环节的重要一环,有利于提高医疗质量,改善医疗服务,提升医院服务层次,增强医患之间的沟通,提高接受治疗者满意度。随访体系的建设应该贯穿到所有浓缩血小板治疗的整个过程及未来发展中。特别是浓缩血小板治疗多需 3~4 次方为一个疗程的模式,更需要建立一个规范的随访系统。随访体系的建立可让患者有所依靠,从而提高治疗的依从性;有助于稳定病情和管理,防止错过预约;医生有更好的精力去服务患者,减少失误。

利用智能随访管理系统上进行浓缩血小板治疗病例信息的收集。

A 部分:所有通过门诊就诊或者住院的患者均需要在智能随访管理系统登记就诊。初诊患者的基本信息将会通过门诊系统导入智能随访管理系统,同时生成用于随访的 ID 编号。就诊患者的信息登记后,系统将会通过特殊标识符隐藏患者的姓名等信息来保护患者的隐私,同时遵循隐私和健康保险的指导方针。

B 部分:收集就诊者的病例信息。在诊疗和复诊时医师通过智能随访管理系统对就诊患者进行诊疗相关信息的收集,同时分别对患者诊疗后 3 个月、6 个月、9 个月的治疗效果进行随访。

C 部分:浓缩血小板治疗者的随访。注射医师在接受浓缩血小板治疗术后 3 小时、12 小时和 24 小时对治疗效果进行密切观察,以了解疼痛、功能、注射部位等情况,应使用有效的结果测量方法记录患者反应,将并发症、反应等相关数据录入 ICMS 跟踪系统。系统将自动通过短信等形式定期提醒患者复诊,同时通过智能随访管理系统记录患者治疗前后的情况,从而对浓缩血小板血浆的治疗效果进行评价。

在随访期间,患者在 3 周内会接收到 4 份以邮件方式发送的调查表,正文部分将告知该调查表的目的和内容,患者根据自己实际情况进行填写,调查和分析浓缩血小板治疗者的治疗效果、特殊症状和并发症。如果 3 周内未进行问卷填写将会被标记为失访。患者的诊疗医师可以在系统上查询其随访信息,并用于分析和统计。

如果提交的调查表显示患者发生术后并发症,将会自动通知患者和该医疗机构,医疗机构将在两周内核实诊断并进行治疗,患者的诊疗记录会上传到智能随访管理系统上,如果医疗机构未进行处理将会被记录在案,超过 3 次将重新审核评定该医疗机构的资格。医疗机构可以通过给予一些治疗效果较好的患者一定的补贴,以其作为宣传的例子。

浓缩血小板治疗者调查表——数据收集与保存:

治疗编码号:

患者住院号:

患者姓名:

性别:

患者出生日期:

邮箱地址:

家庭电话和手机号码:

邮寄地址：

所在城市：

治疗医院：

医师姓名：（下拉框）

助手姓名：

手术日期：

疾病初期的状态：

是否曾接受过浓缩血小板治疗：

因什么临床问题注射浓缩血小板（如半月板撕裂、肌腱损伤）：

注射部位：

注射剂量：

麻醉情况：

手术的国际分类及分级（如何处理）：

术前的症状体征：

其他疾病在处理后情况：

是否签署知情同意书：

患者是否吸烟：

是否长期饮酒：

是否在经期：

是否在孕期或哺乳期：

患者是否在服用药物（尤其是抗凝药物）：

是否经常进行体育锻炼：

患者健康状况：

浓缩血小板治疗随访：

1. 是否发生浓缩血小板治疗后的并发症（例如感染、生病）?

A. 是

B. 否

C. 也许

2. 是否在治疗过程中发生新的疾病?

A. 是

B. 否

C. 也许

3. 治疗后手术并发症的变化情况?

A. 100% 改善

B. 50% 改善

C. 50% 恶化

D. 100% 恶化

4. 疼痛是否有显著的变化?

A. 是

B. 否

C. 也许

5. 与之前的治疗相比,身体是否疼痛?

A. 一点也不痛

B. 非常轻微的疼痛

C. 稍微有点痛

D. 一般痛

E. 很痛

F. 非常痛

6. 手术后身体的状态是否有所变化?

A. 是

B. 否

C. 也许

7. 是否会接受全程的治疗(3~4 个疗程)?

A. 是

B. 否

C. 也许

8. 您对此次治疗是否满意?

A. 是

B. 否

C. 也许

9. 对于治疗过程是否存在治疗相关的意见和建议(开放题)?

注:患者如果在调查表中选择了"是"或"也许",提示可能是发生了不良事件,该患者会被标记并要求做进一步详细的检查,医师应尽可能对这些患者进行详细的问诊,包括目前疾病状态、疾病发展情况、服用药物情况,并对这些并发症进行归纳总结和分类报告,这个分级量表符合人类伦理委员会处理不良事件时使用的量表(OHRP),如下所示:

与治疗相关的并发症:因治疗过程中如操作不当等原因引起的并发症和与干细胞相关的并发症。

不太可能发生的并发症:小概率或者与浓缩血小板治疗不相关的并发症,可能归结于其他原因。

可能相关的并发症:发生了可能与治疗相关的并发症,但是并发症不会导致另外一种结果。

有根据的并发症:发生与治疗相应的并发症,需要根据医生的临床经验和医学知识进行诊断。(如果不良事件是一个有依据的并发症,医师将进行其等级的判定,无法判定的需要对患者再次进行检查和诊断,并收集资料。等级评定需要遵循伦理委员会不良事件的标准。)

轻微并发症:不需要治疗,不影响日常的生活。中等并发症:少量的不适感,通过简单的处理可以缓解并发症带来的影响。严重并发症:影响患者的日常活动,需要持续的联合用药来治疗或者侵入性外科手术来缓解症状。

(程　飚　陈彩虹　姚泽欣)

致谢

    指南的撰写是在中国康复医学会领导的支持与指导下完成的,同时得到中国康复医学会再生医学与康复专业委员会各位委员的积极参与和大力支持! 本书的启动是在 2018 年 12 月,由于再生医学与康复专业委员会(以下简称"专委会")是个新兴的学会,涉及内容繁杂,经过专委会讨论决定,先进行浓缩血小板再生康复应用部分的撰写,逐步拓展到其他领域,并应及时更新完善。历经近一年的时间,专家们利用网络、线下会议的反复修改、讨论,于 2019 年的国庆假期完成书稿所有章节的撰写与交叉互审,收集整齐,递交给中国康复医学会审查。300 多个日日夜夜,每一位参与者花费了很大的精力去检索阅读资料、并对其进行整理和归纳。对于你们努力的工作,我代表本书的主编表示衷心的感谢!

    虽然在编写过程中,各位参编人员付出艰辛的劳动,花费了大量的时间与心血,但由于本项研究一直是热点问题,不断有新文章、新证据发表。因此,尽管我们在撰写过程中已经竭尽全力纳入新发表的所有能检索到的文献,但依然免不了在修改整理过程中有所遗漏。好在编写的主要成员表示会持续跟踪国内外的最新研究成果,不断完善我们的循证医学证据,在再版中把最新、最好的总结奉献给大家!

程　飚